Autogenes Training mit Kindern

Zum Buch
Über 30 Jahre hat sich Gisela Eberlein sehr erfolgreich mit Autogenem Training für Kinder beschäftigt. In diesem Ratgeber bietet sie interessante Anregungen für Eltern, deren Kinder unter folgenden Beschwerden leiden: Schlafstörungen, Konzentrationsschwäche, Nervosität und Ängste. Solche und ähnliche Probleme können durch Autogenes Training oft gelöst werden. Als besonders effektives Mittel hat sich dabei das Märchen bewährt. Durch Einbindung des Autogenen Trainings in die Phantasiewelt der Kinder lassen sich die Übungen leicht lernen und mit Freude durchführen. Protokolle aus Dr. Eberleins Praxis veranschaulichen die Methoden des Trainings und geben zusätzliche Anregungen.

Zur Autorin
Dr. med. Gisela Eberlein lehrte in eigener Praxis, in Seminaren und Arbeitsgemeinschaften Autogenes Training für Erwachsene und Kinder. Sie wurde mit dem Hufeland-Preis für vorbeugende Gesundheitspflege ausgezeichnet.

Dr. med. Gisela Eberlein

Autogenes Training mit Kindern

Für Ausgeglichenheit, Mut und Konzentration

Econ & List Taschenbuch Verlag

Veröffentlicht im Econ & List Taschenbuch Verlag
Der Econ & List Taschenbuch Verlag ist ein
Unternehmen der Econ & List Verlagsgesellschaft, München
6. aktualisierte Auflage 1999

Umschlagkonzept: Büro Meyer & Schmidt, München – Jorge Schmidt
Titelkonzept und Umschlaggestaltung: Petra Soeltzer, Düsseldorf
Titelabbildung: TCL / BAVARIA

Druck und Bindearbeiten: Ebner Ulm
Printed in Germany
ISBN 3-612-20637-0

Inhalt

1. Teil 7
Märchen – ein Weg zum Autogenen Training
mit Kindern 9
Wie es anfing 19

2. Teil 29
Die Zauberfahrzeuge 31
Die Reise mit dem Traumauto – dem babebibo 33
Besuch im Atemberg der Welt 35
Das babebi im Herzen der Welt 39
Besuch im Leberbergwerk 44
Besuch des Denkzentrums auf dem Kopfberg der Welt 49
Der Traumbaum 53
Die Reise zum Mond 55
Der singende Seehund 60
Die Zauberschlange Lyra 66
Besuch der Geisterbahn 70
Das Zauberreich der Fische 75
Das Zauberauto in der Wüste 78
Besuch im Urwald 82
Die Traumreise zur Venus 85
Anleitung zum Vorlesen 88
Was Sie noch wissen sollten 90

3. Teil 95
Protokolle und Kommentare 97
Statistischer Anhang und Zusammenfassung 116

1. Teil

Märchen – ein Weg zum Autogenen Training mit Kindern

Das Autogene Training führt zu einem »Mehr an Harmonie«. Es zu lernen ist manchmal schwierig und erfordert für ein bestimmtes Alter bestimmte Wege.
Autogenes Training mit Märchen soll Kinder auf den *Weg* zum Autogenen Training *hinführen.* Es ist ein Buch, das Spannung bringt, ohne Angst zu erzeugen, Phantasie und Aktivität fördert, unterhaltend und lehrreich zugleich ist und darüber hinaus Ihrem Kinde hilft, Konzentrationsschwächen zu überwinden, frei, sicher, mutig zu werden und zu sich selbst zu finden. Ein Märchenbuch soll allen diesen verschiedenen Ansprüchen gerecht werden?
In diesem Buch finden Sie Märchen von besonderer Art. Gedacht sind sie für alle Kinder, speziell aber für die übernervösen, für die mit Kontakt- und Lernschwierigkeiten, für die »streßgeplagten« Kinder mit Verhaltensstörungen, die sich in Bettnässen, Stottern oder auch weniger dramatisch in schlechten Schulnoten ausdrücken.
Diese gegenwartsnahen Geschichten wurden nicht am Schreibtisch entwickelt, sondern entstanden aus praktischer Arbeit bzw. phantasievollem Spiel – mit Kindern –, gestörten und weniger gestörten.
Wenn Sie das Autogene Training kennen, entdecken Sie sofort die »konzentrativ verpackten Formeln«. Sie sind der eigentliche Wirkstoff, der das Kind ansprechen und ihm

zur Hilfe in seinem Alltag werden wird, zunächst kaum spürbar, aber doch stetig.
Manche Märchen haben die Kinder selbst gefunden. Sie sind Mitautoren dieses Buches und haben beigetragen zu erlebter und gestalteter Phantasie, allen, die Märchen lieben, zur Freude.
Dieses Buch besteht aus drei Teilen. Der erste Teil zeigt Ihnen, warum viele unserer Kinder die Hilfe des Autogenen Trainings benötigen. Der zweite Teil ist das eigentliche Kernstück dieses Buches mit den Märchen als Weg zum Autogenen Training. Und der dritte Teil zeigt Ihnen in Protokollen die Erfahrungen, die ich mit dieser Form des Autogenen Trainings bei meinen kleinen Patienten gemacht habe, und gibt Ihnen außerdem noch Anregungen, wie Sie selbst für Ihr Kind oder Ihre Kinder Märchen erfinden können.

Gehören Sie auch zu den Eltern, die sich fragen: »Was ist nur mit unseren Kindern los?« Mark ist aufgeregt und nervös, er kann sich in der Schule nicht konzentrieren. Seine Noten werden immer schlechter. Seine Lehrer sagen, er könnte der Beste sein, wenn er nur wollte, aber Mark will anscheinend nicht. Er hat stets andere Dinge im Kopf, z. B. den letzten Krimi aus dem Fernsehen; den behält er, aber seine Schulaufgaben macht er nur nebenbei und mit wenig Lust.
»Martin ist ein Störenfried! Man kann ihn nicht bändigen«, sagt seine Mutter. Der Klassenlehrer hat die Eltern bestellt, um sie zu veranlassen, Martin aus der Schule zu nehmen und in ein Internat zu geben. »Er ärgert uns unentwegt«, kommentieren die Pädagogen, »für die Schüler spielt er den Kasper. Einen ernsthaften Unterricht kann man in der Anwesenheit von Martin nicht durchführen. Er ist so aggressiv!«

Wie kann man diesen Aggressionen begegnen?
Bettina ist ausgesprochen kontaktarm. Sie schließt sich schwer an, spricht wenig. »Man weiß gar nicht, ob sie alles begriffen hat«, sagt ihre Klassenlehrerin. Das stellt sich dann frühestens bei der nächsten Klassenarbeit heraus. Sie liegt stundenlang auf ihrem Bett und träumt. »Sie ist inaktiv«, sagt der Vater, »noch nicht einmal am Sport hat sie Freude, obwohl wir ihr zu Weihnachten Skier geschenkt haben. Es ist ihr alles egal.«
Und wie viele Kinder sind nervös, aufgeregt, können nicht schlafen! Die Noten in der Schule werden immer schlechter; darüber hinaus sind sie auch im Familienleben schwierig. Sie sind frech und aufsässig oder stumm, verschüchtert, mimosenhaft empfindlich, kränkelnd, »herzlos«, ungeheuer liebebedürftig, total verspielt, faul, lethargisch, verfressen, appetitlos usw. Auch Kinder kennen schon nervöse Störungen. Viele berichten übereinstimmend:
»Bei Klassenarbeiten habe ich oft ein komisches Gefühl im Bauch.«
»Ich fühle mich schlecht, habe so oft kalte Hände und kalte Füße.«
»In der Schule – gerade wenn's drauf ankommt – fällt mir nichts mehr ein, und dann ist die Klassenarbeit erst recht daneben.«
»Mit meinen Eltern kann man über nichts reden, höchstens über Schule.«
Sprechzimmer heißt der Arbeitsraum des Arztes. Im ersten Gespräch schon können viele Kinder, die noch nicht krank, aber auch nicht mehr richtig gesund sind, ihre Schwierigkeiten benennen, oft Gründe angeben. Nur Zeit muß man haben, zuhören können. Die Kinder müssen spüren, daß man ihnen helfen will, sie gern hat. Nun – für den Arzt ist es relativ leicht, ein Vertrauensverhältnis

aufzubauen, er ist ja kein Lehrer, der Leistungen beurteilt, nicht Vater oder Mutter, mit denen Konflikte auszutragen sind, kein Richter, sondern eben jemand, der helfen soll. Die gleichen Beweggründe, die gleichen Hoffnungen finden sich bei Erwachsenen und Kindern; auch und gerade bei Kindern, die wie Martin zunächst behaupten: »Mir ist alles egal, ich komm nur, weil ich muß«, und die oft mehr als die Eltern ahnen, unter Schwierigkeiten der Erwachsenen leiden, Kinder, die schließlich durch ihre Verhaltensstörungen auch noch den Sündenbock abgeben.

Am liebsten möchten die meisten Eltern, daß man Tabletten gegen diese Störungen verschreibt. Aber Medikamente allein helfen nicht bei Konzentrationsschwierigkeiten oder organischen Störungen nervöser Art. Der übersteigerten Aggressivität ist ebensowenig wie Bettnässen oder Nägelkauen mit einem Gang zur Apotheke beizukommen. Vitamin- und Aufbaupräparate nützen nicht allein.

Eltern aber, die das Autogene Training und seine positiven Auswirkungen kennengelernt haben, melden ihre Kinder zum Autogenen Training in der Praxis an oder wollen zumindest erfahren, wie auch sie ihren Kindern durch das Autogene Training helfen können.

Autogenes Training – von dem Berliner Nervenarzt I. H. Schultz entwickelt – bedeutet zunächst, Ruhe und Entspannung zu üben, im Zustand der Ruhe Organe und Organsysteme zu lenken. Das geschieht mit Hilfe des vegetativen Nervensystems, von dem man früher glaubte, es überhaupt nicht oder nur mit Hilfe von Medikamenten beeinflussen zu können.

Wie schön wäre es, sich in schwierigen Situationen nicht mehr zu ängstigen, sich nicht aufzuregen, sondern der Gefahr oder Schwierigkeit gelassen, ja überlegen zu begegnen. Kein flattriger Puls, kein Schweißausbruch, keine schlaflose Nacht, kein Grübeln. Kein dumpfes Angstge-

fühl, sondern Energie, Frische, sicheres Abwägen – dazu verhilft Autogenes Training. Und im weiteren kann es eine veränderte Einstellung zum Leben bewirken.
»Wer es gelernt hat, sich zu lassen, wird gelassen.« Wer in der Tiefenentspannung des Autogenen Trainings (und das muß gelernt sein) beispielsweise die formelhafte Vorsatzbildung »Ich denke positiv« wählt, der gehört mit höherer Wahrscheinlichkeit zu den Menschen, denen scheinbar alles von selbst gelingt. Mit Magie hat das Autogene Training nichts zu tun, ein Wundermittel ist es nicht, auch keine Sensation. Es ist weder eine Weltanschauung noch eine Religionsform, sondern eine wissenschaftlich fundierte Methode der konzentrativen Selbstentspannung, die eine Hilfe im Alltag ist.
Autogenes Training, wörtlich übersetzt: »Aus sich selbst heraus üben«, erfordert Bereitschaft zum Lernen, zum Wiederholen, Geduld. An der Fähigkeit, geduldig und ruhig zu sein, sich zu konzentrieren, daran fehlt es besonders oft bei Kindern.
Mit dem Autogenen Training lernen auch die Kinder, ihren Alltag besser zu erleben, Schwierigkeiten zu überwinden. Das Autogene Training ist kein Allheilmittel, es hat viele Möglichkeiten, aber auch Grenzen. Die »Insel der Ruhe«, den Frieden in sich selbst aufzuspüren, zu finden, heißt, innere Kräfte zu aktivieren, mit denen man den Schwierigkeiten, Problemen und Konflikten des Lebens begegnet und sie leichter überwindet.
Als ich ein kleines Mädchen war, da brachte jeder Tag eine »Gefahr« für die Augen mit sich, die heute kaum noch jemand kennt, das war das sogenannte Zwielicht. Meine Großmutter wußte nachdrücklich zu verhindern, daß jemand in der Stunde der Abenddämmerung das elektrische Licht zu früh einschaltete. Heute glaube ich zu wissen, daß der Grund nicht in der »augenschädigenden

Wirkung des Zwielichts« und auch nicht in der Sparsamkeit der alten Dame lag. In der Dämmerstunde erzählten wir uns nämlich Geschichten, und ich erinnere mich, daß ich die tiefentspannte friedliche Stunde des Zwielichts selten versäumt und Trost bei großen und kleinen Sorgen gefunden habe, auch wenn diese gar nicht angesprochen wurden. Diese »Ruhetönung« in bezug auf Licht, Tonfall und Inhalt stellt für mich eine positive Kindheitserinnerung dar, die ich heute geradezu therapeutisch nennen möchte. Solch eine Insel der Ruhe und der dahintreibenden Phantasie fehlt heute unseren Kindern. Dabei könnten Kinder in dieser Stunde viel von dem verkleidet ausdrücken, was sie bewegt, was ihnen Schwierigkeiten bereitet.

Gaby hat Angst. Sie wird rot und blaß, wenn sie etwas gefragt wird. Bei Klassenarbeiten klopft ihr Herz bis zum Hals, und in der Angst, diese Arbeit zu verhauen, wird die Note wirklich schlecht. Das entmutigt. Die Angst wiegt schwer, und so ist jeder Schultag eine Qual. Gaby ist kein Einzelfall. Viele Kinder haben Angst, in der Schule zu versagen, Angst, den Ansprüchen der Eltern nicht zu genügen.

Fast kann man von einer Krankheit sprechen. Darunter befinden sich besonders oft Kinder, denen es scheinbar an nichts fehlt. Nicht für die Schule, sondern fürs Leben lernen wir. Diesen Spruch mußte ich selbst noch auf lateinisch lernen. Und manchmal fragt man sich, was an der Schule falsch ist, wenn sie Kinder beim Lernen fürs Leben krank macht. Dabei ist nicht nur an die schlagzeilenträchtigen Fälle zu denken – wie Alkoholmißbrauch von 12jährigen in der großen Pause, Aufputschmittel, Selbstmord aus Verzweiflung über eine schlechte Schulnote oder Nichtversetzung, sondern an die Vielzahl derjenigen, die schon als 8-12jährige einen »Knacks« abbekommen ...

Nun wäre es ungerecht, der Schule bzw. den Pädagogen die ganze Verantwortung dafür anzulasten. Einmal üben Entwicklungskrisen – an erster Stelle die Präpubertät – starke Einflüsse aus. Der große Umbruch kündigt sich an. Freundschaften zu anderen Kindern entstehen, Gruppen, Klubs, Banden bilden sich. Aber noch bedeuten die Erwachsenen Orientierungspunkt und Leitstern.

Zum anderen merken die Kinder, daß die Erwachsenen keine homogene Gruppe sind, daß z. B. Unterschiede in den Wertsystemen von Lehrern und den eigenen Eltern bestehen. Ob sie aber diese Tatsache (nichts wäre schlechter, als den Kindern eine Scheinharmonie vorzuspielen, deren Unstimmigkeit sie früher oder später durchschauen) akzeptieren können, hängt von der Einstellung der Eltern ab.

Eine Fünf ist eine Fünf; das eine Kind jedoch wird getröstet, weil es Pech gehabt hat, während das andere bestraft wird, weil es wieder nichts geleistet hat. Oft lasse ich die Eltern – meistens die Mutter – in schriftlicher Form mitteilen, welche Ursachen sie sich für die Schwierigkeiten ihres Kindes vorstellen können. Und nicht selten kommen dann Ehestreitigkeiten, Enttäuschungen von eigenen Erwartungen zur Sprache.

Ein Vater ist besonders ehrgeizig, weil er will, daß sein Sohn es einmal besser haben soll als er selbst.

Eine Mutter erlaubt ihrer Tochter nicht, aus dem Haus zu gehen, weil sie selbst sich ängstigt.

Kinder bekommen emotionalen Druck zu spüren, reagieren mit Symptomen, die die Eltern dann beseitigen lassen wollen, beispielsweise Nägelkauen, Verdauungsstörungen, übersteigerte Aggressivität.

Der 8jährige Thomas z. B. war entweder teilnahmslos, apathisch oder aber spielte den Kasper, wobei dieses Spiel oft in unkontrollierten Wutausbrüchen endete. Es war offensichtlich, daß etwas in dem Jungen vorging, mit dem er nicht fertig wurde, wobei ihm auch das Autogene Training trotz guter Anfangserfolge nur bis zu einem gewissen Grad helfen konnte. Als die Mutter schließlich, die ich immer nach möglichen Ursachen gefragt hatte, in Tränen ausbrach, erfuhr ich etwas über die Hintergründe. Sie schilderte mir die Eheszenen, die vor Augen und Ohren des Kindes ausgetragen wurden.

Thomas' Vater war alkoholkrank, was der Umwelt verborgen werden mußte. So konnte Thomas, wollte er sich nicht von Vater und Mutter gleichermaßen abwenden, sich nur beschränkt und in der Verkleidung des Kaspers äußern. Manches, was er gesehen und gehört hatte, hat er sicherlich nachgespielt und so wenigstens eine gewisse Distanz zu seinen Erlebnissen geschaffen.

Oftmals ist es so, daß die Eltern, die ihre Kinder zum Autogenen Training bringen, ihr eigenes Verhalten überprüfen sollten, damit nicht die Situation im Elternhaus zu immer neuen Störungen bei den Kindern führt.

Und nicht immer läßt sich eine Situation für alle Beteiligten so entschärfen, daß eine Besserung auch von Dauer ist. In unserer modernen Lebensform sind zwar künstliche Aufregung und Spannung, nicht aber sensibles Erleben und Ruhe vorprogrammiert. Das Fernsehen, für viele Kinder das faszinierendste Fenster zur Welt, schließt jedoch Duft, Berührungsreize und vor allem die Möglichkeit eines aktiven Mithandelns aus. Der Krimi, der abläuft, der im Detail gezeigte Mord, der nicht zu verhindern ist, verführt zu einer Passivität, für die es viel zu wenig Gegengewicht gibt.

Ich glaube nicht, daß es übertrieben ist, wenn es heißt, daß es Kinder gibt, die erst in der Schule erfahren, daß Milch nicht von der Milchfabrik, sondern tatsächlich von der Kuh erzeugt wird. Traurig daran ist, daß dabei Gemütswärme verkümmert, daß Erfahrungen nicht stattgefunden haben, die später den Reichtum einer Persönlichkeit ausmachen. Dabei geht es nicht vorrangig um das verstandesmäßige Erfassen eines Zusammenhanges wie z. B. die Kette: Getreide, Mehl, Teig, Brot, sondern, um beim Getreide zu bleiben, eher um das unmittelbare Erleben eines reifen Kornfeldes in den Farben, im Geruch, in der Wärme, im Geräusch usw., und so kann es sein, daß dieses Bild mitschwingt bei der Betrachtung des Produkts aus der Brotfabrik. Eine Begegnung hat stattgefunden. Wirklich Sehen erfordert manchmal, daß man die Augen schließt. In der Phantasie ist alles möglich, heißt es, sogar die ganze Welt umzugestalten; die erlebte Welt aber ist der Boden, der Phantasie aufbaut. Es gilt, die Wechselwirkung zu verstehen: Man möchte als schön empfundene Erlebnisse wiederholen, man malt sie sich aus und nimmt sie träumend vorweg.

Diese Fähigkeit aber ist es, die phantasiebegabte Menschen befähigt, scheinbar alltäglichen Situationen besondere Reize abzugewinnen oder auch Schwierigkeiten überraschend zu meistern. Erlebte Realität beflügelt Phantasie, Phantasie macht bereit für ein neues Erleben. Die scheinbare Phantasieverarmung vieler Kinder scheinbar deshalb, weil grundsätzlich alle Kinder phantasiebegabt sind, auch wenn man diese Gabe häufig wiedererwecken muß – liegt oft in einem Mangel an Spielraum.

Daran, daß man mit Kindern die Lieder gewöhnlich erst lernen muß, wenn es zum Erleben des gemeinsamen Singens kommen soll, habe ich mich voll Bedauern gewöhnt, daß aber der Spielraum unserer Kinder laufend eingeengt wird, halte ich für ein Grundübel unserer Zeit. »Spiel ist Zweck – nicht sinnloses Tun« lautet eine sehr sinnvolle Begriffsbestimmung.

Natürlich wird auch spielend gelernt; aber das Wesentliche ist die Freude am Spiel selbst. Diese Freude am selbstgewählten Spiel der Kinder sollten wir als Eltern unterstützen, anstatt zu sagen: erst wenn ... dann ... Dies ist eine Aufforderung, der sicher manchmal nur schwer nachzukommen ist. Denn sie setzt bei vielen Eltern ein Umdenken voraus. Trotzdem ist und bleibt es falsch, Kinder als kleine Erwachsene zu betrachten, die in erster Linie Leistungen zu vollbringen haben.

Wissenschaftlich erwiesen ist, daß gerade die Kinder, die wenigen Zwängen ausgesetzt sind, die geforderten Leistungen freiwillig und leichter erreichen als andere, eben weil sie sich nicht überfordert fühlen.

Ich habe einige Kinder kennengelernt, die die Erwachsenenmeinung vertraten, mit Geld könne man alles kaufen, und habe mir vorgestellt, wie einsam sich Kinder in dem riesigen Kaufhaus ihrer Welt vorkommen müssen, in dem es die Dinge, die keinen Preis haben, anscheinend nicht gibt. Oder es gibt sie, aber sie haben keinen Wert. Solche Kinder sind in einem Zweckdenken gefangen, das ihren Spielraum einengt.

Vielen von diesen oft erstaunlich vernünftigen Kindern, bei denen zunächst nur ein Mangel an Spontaneität auffällt, ist sehr geholfen, wenn sie sich mit Altersgenossen treffen und Freundschaft schließen können. Wo gemeinsames Erleben Begegnungen schafft, die unabhängig von der Gruppenarbeit in meiner Praxis weiterbestehen, ist ein wesentliches Teilziel erreicht, das mit den begleitenden Randaktivitäten angesteuert wird.

Wie es anfing

Stotterer, asthmatische Kinder, Kinder mit Nabelkoliken, Magen- und Darmbeschwerden, Bettnässer, Daumenlutscher und Nägelkauer waren in den fünfziger Jahren in meiner Praxis die ersten Patienten, bei denen ich versuchte, mit dem Autogenen Training zu arbeiten. Der Weg führte über die Suggestivtherapie, die ich schon bei jüngeren Kindern einsetzte. Als dann die Eltern mit ihren streßgeplagten und unkonzentrierten Kindern in meiner Praxis erschienen und fragten: »Können Kinder auch schon das Autogene Training erlernen?«, versuchte ich, diese Suggestivtherapie zu einem Weg ins Autogene Training umzuformen. Es kam darauf an, die im Autogenen Training geforderte konzentrative Vorstellung so zu füllen, daß Kinder sich gern in sie vertiefen. Philip war wirklich ein Zappel-Philip, Klaus ein Störenfried, stets in Kampfstimmung, und Susanne so kontaktarm, daß sie nicht eine einzige Freundin hatte.

Wenn man – wie ich in den Jahren meiner nun 25jährigen Praxis – so viele verklemmte, verkrampfte Menschen erlebt hat, fühlt man geradezu die Aufforderung, helfend vorzubeugen, damit aus diesen Kindern keine vielleicht lebensunfähigen Menschen werden. Während ich bei älteren Kindern bzw. Jugendlichen das Autogene Training wie beim Erwachsenen durchführe, die Übungen allerdings oft aus ihrer Lebenssituation heraus entwickle, verwende ich für die jüngeren Kinder Märchen, phantastischer oder traumhafter Art. Wie gut eine solche Form wirkt, erfuhr ich ganz zu Anfang dieser Arbeit in den fünfziger Jahren, als mir Torsten – ein 8jähriger – sagte: »Immer nur liegen wäre furchtbar langweilig, dann würde ich gar nicht erst kommen.« Torsten – ein äußerst sensibler und nervöser Junge – fand nie zur Ruhe, und seine Konzentration in der Schule war so schlecht, daß er trotz normaler Intelligenz größte Schwierigkeiten hatte, versetzt zu werden. Er genoß sichtlich die Geschichten. »Das ist so spannend«, sagte er. Die Methode, von der Spannung des Tages über die Spannung der Geschichte in die Entspannung überzuleiten, bewährte sich auch bei Torsten. Er lernte es, völlig abzuschalten, ruhig zu sein, und war schon nach 3 Monaten fähig, sich in einen kurzen Schlaf zu versetzen und sich dabei völlig zu erholen. Ruhe und Erholung sind ja die ersten Schritte, die ersten Erfolge beim Autogenen Training.

Die 7jährige Gudrun war nach einem Vierteljahr fähig, allein und konzentriert ihre Aufgaben zu machen, wurde auch sonst selbständiger, was um so erfreulicher war, da bei aller liebevollen Zuwendung der Eltern infolge großer Arbeitsbelastung in ihrer Gärtnerei wenig Zeit für das Kind blieb. Ich bin immer froh, wenn die Kinder – die mindestens wöchentlich einmal zusammenkommen und ein Jahr im Kurs bleiben – erst einmal soweit sind. Sie lösen sich nach und nach immer mehr vom Übungsleiter und lernen, das Autogene Training täglich bei sich einzusetzen.

Die 9jährige Eva war sogar fähig, nach relativ kurzer Teilnahmezeit von 8 Wochen sich vor ihrer Blinddarmoperation ruhigzustellen und eine Viertelstunde – ohne daß sie Medikamente bekommen hätte – zu schlafen. Das erregte im Krankenhaus immerhin Aufsehen.

Das stetige Anwachsen dieser Kinderarbeit, deren Ziel die Hinführung zum Autogenen Training ist, führte nach und nach zu einem individuell gestalteten Konzept. Eine Kindergruppe besteht aus 6-10 Kindern. In ihrer Zusammensetzung richtet sie sich auch nach den Gründen der Teilnahme. Nach einem abklärenden Vorgespräch, nach dem Empfang des Briefes, in dem die Mutter sich alles vom Herzen schreibt und den ich durch gezielte Fragen ergänze, ordne ich das Kind in die Gruppe ein. Jedoch ist es nötig, die Kinder noch näher kennenzulernen, und zwar bei Aktivitäten, die sie ansprechen und begeistern. 4 Jahre habe ich beobachtet, was es dabei ausmacht, wenn junge Menschen, die den Kindern nah sind, mit ihnen spielen, gestalten und damit schöpferische Impulse wecken, den Erlebnisbereich vertiefen. Bei diesen Randaktivitäten arbeite ich zum großen Teil mit Studenten der Medizin, Psychologie, Pädagogik zusammen. Zur Lockerung gehört Bewegungsausgleich mit gemeinsamen Wanderungen am Sonntag, die wir mit Kindern und Eltern (!) durchführen.
Oft veranstaltet so eine Gruppe Kinderfeste; wenn es dabei turbulent zugeht, ist uns das nur recht, denn das zeigt, daß die Kinder wissen: Die Erwachsenen haben nicht irgend etwas für sie arrangiert, sondern sie selbst können den Verlauf eines solchen Nachmittags bestimmen. Schließlich haben sie ja auch Einladungskarten hergestellt, Plakate gemalt, sich mehr oder weniger selbständig um Essen und Trinken gekümmert. Wenn man dabei zufällig eine Unterhaltung mitbekommt, warum sie am Autogenen Training teilnehmen, ist man erstaunt über die Sachlichkeit und Offenheit, mit der sie ihre Probleme sehen. Der Optimismus, der dabei anklingt, beweist, daß die nötige positive Grundeinstellung zum Autogenen Training fast immer vorhanden ist.
Wichtigster Bestandteil der Randaktivitäten ist das Spon-

tanspiel. Dabei gehen wir zunächst von bekannten Situationen aus: Besuch beim Zahnarzt, auf dem Fußballplatz, der Flug zu einer entfernten Tante, Verkehrsstockung usw., bevor wir uns in entlegenere Gebiete und Situationen vorwagen: zur Expedition im Dschungel, zu Abenteuern im Rettungsboot oder der Landung auf dem Mond. Dazu muß man sich schon etwas freigespielt und Hemmungen abgebaut haben, dann aber haben die Kinder sehr viel Freude daran. Die Rollen ergeben sich von selbst; kein Wunder, denn jedes Kind kann ja seine Wünsche und Vorstellungen in das Spontangebiet einbringen. Die Beziehung zur Realität erkennt man in vielen Details wieder, beispielsweise an den taumelnden Känguruhschritten, wie sie viele Kinder bei der Landung der Astronauten auf dem Mond im Fernsehen beobachten konnten und nun nachspielen. (Wenn Erwachsene dargestellt, oft auch karikiert werden, bringt Witz und Treffsicherheit mich so oft zum Lachen, daß ich mir immer wieder vornehme, einmal mit der Filmkamera dabei zu sein.) Auch zum Klettern in hohen Bergen, zum Tauchen in geheimnisvolle Tiefen braucht es Mut und Stärke. In unseren imaginären Abenteuern, die wirkliches und phantasievolles Erleben miteinander koppeln, beweisen wir Mut und Stärke genug, und schließlich gehen unsere Abenteuer immer gut aus.
Probeweise handelnd, in Situationen, die nicht durch reale Mißerfolge verdorben wurden, können Kinder Frustrationen, Kontaktarmut und Aggressivität kompensieren wie Erwachsene im Psychodrama. Darüber hinaus bereitet das Spontanspiel die Märchen mit den eingeplanten Übungen des Autogenen Trainings vor. Oft sind die Grenzen dabei fließend; Spontanspiel kann zum Märchen, Märchen zum Spontanspiel werden, eine strenge Unterscheidung würde nur in der Theorie, nicht aber in der Praxis weiterführen.

Die Märchen werden in der Thematik angedeutet, aber nicht vorbesprochen. Meist richte ich mich nach dem Wunsch der Kindergruppe. Die Kinder wünschen sich etwas, beispielsweise das Meer zu erforschen, einen Planeten zu besuchen oder überhaupt eine Traumreise zu machen. Dann rufen wir die Zauberfahrzeuge herbei:

das babebi – das Zauberschiff
das babebibo – das Zauberauto
das babebibobu – das Zauberflugzeug.

Um unser Transportmittel benutzen zu können, müssen wir es mit der Vokal-Singatmung herbeizaubern, a-e-i-o-u-, wir singen den Buchstaben a und schwingen die Arme seitlich aus. Beim e vollziehen wir mit den Armen die Bewegungen der Antriebsstangen einer Dampflokomotive nach, beim i lassen wir trockenen Sand durch die Hände rinnen und beim u beugen wir den Oberkörper nach vorn und atmen seufzend aus. Mit Absicht schildere ich Ihnen diese kleinen Bewegungen, die das Autogene Training vorbereiten. Hier liegen die ersten Ansätze der Entspannung, der Rhythmusfindung auf dem Weg zur »dynamischen Ruhe«, einer Kraftquelle des Menschen, die schon in der Einleitung zum Autogenen Training durch die tönende Silbe OM aufgeschlossen wird. Versuchen Sie es einmal, um es mit Ihren Kindern zu üben. Summen Sie OM OM OM in verschiedenen Tonhöhen, und Sie werden sich einer umfassenden Wirkung nicht entziehen können. Sie begegnen einer abgerundeten Harmonie, und das empfinden die Kinder sehr bald: Sie haben einen Klang gefunden, der, in sich geschlossen, Ganzheit bedeutet und tiefe Ruhe ausdrückt.

Dann beginnt die Geschichte, oft ist sie spontan erfunden, man muß sich selbst schon den Flügeln der Phantasie anvertrauen, um die Kinder zum Mitmachen anzuregen. Meistens sind sie schnell gelöst, entspannt, und nach und nach lege ich, an der richtigen Stelle und zur richtigen Zeit, eine Übung des Autogenen Trainings ein. Die ersten 5 von den 6 Übungen der Unterstufe, die Einstellung auf Schwere, Wärme, Herz, Atmung, Bauch lernen die Kinder im Laufe eines Jahres kennen. Sie üben nach einiger Zeit von selbst, es fällt ihnen leicht, dank des Einstiegs über die Phantasiegeschichte.

Wie geht das nun praktisch vor sich?

Ich kenne also »meine Kinder«, weiß, warum sie kommen. Während die Kinder mit geschlossenen Augen in der Rückenlage auf dem Boden liegen, während sich die Ruhe wohltuend ausbreitet, die Kinder ein ruhevolles Wachen empfinden, gelöst und entspannt sind, singen sie die Silbe OM. Das Singen und Summen der Silbe OM leitet in die Ruhe über.

Dann beginne ich mit der Erzählung des Märchens, und in dem ruhevollen Wachen horchen sie auf die Phantasiegeschichte, die verschiedene Vorstellungen weckt. Sie führt sie z. B. auf eine Wiese, auf Bergeshöhen und auch ans Meer, dorthin, wo sie sich beispielsweise am liebsten in den Ferien aufgehalten haben. Und die Erinnerungsbilder steigen auf, viel schneller, als wir Erwachsene uns das vorstellen.

Das Kind erlebt sofort und intensiver. Es ist praktisch alles vorhanden, man muß nur seine konzentrativen Kräfte wachrufen. Kinder spüren z. B. in dem Märchen vom singenden Seehund die innere Not, die Entwicklung des jungen Seehundes, der nicht nur singen, sondern denken lernt.

Er stellt sich positiv ein, steht trotz aller Sorgen zusammen mit der gefundenen Robbine »über der Situation«. Er lernt es, die Angst zu überwinden, schwimmt mit seiner Gefährtin über die dunklen Gründe hinweg, entwickelt

seine Kraft und steuert unbeirrt sein Ziel – König der Seehunde zu werden – an.
Auf der Seehundinsel wird die Familie der Seehunde zusammengeführt, und Robby hat seine Mutter wieder – ein wichtiges Moment für die Erhaltung der inneren Harmonie der Kinder, die – gerade im jungen Alter – unter der Mutter-Kind-Trennung, auch im Märchen, leiden würden.
Wesentlich ist die Bewältigung der Aufgabe, die dem Seehund Robby gestellt ist, in die er mit Hilfe konzentrativer Kräfte hereinwächst und sie erfüllt.
Der »singende Seehund« ist eine der Geschichten, die die Kinder sowohl als Spontanspiel als auch als erzählendes Märchen erleben.
Wie man kurz Bilder aus der Phantasie einblendet, dabei Wünsche der Kinder berücksichtigen kann, zeigt folgendes Beispiel einer Gruppe von 7jährigen Mädchen, die anstatt des Mondes einen Stern besuchen wollten: Wir wünschen unser Zauberflugzeug herbei – das babebibobu. Ihr seid vollkommen ruhig, schwer, warm, gelöst, entspannt. Ihr atmet ruhig, gleichmäßig aus und ein, spürt den Atem – den Atemberg und das Atemtal. Ihr seid schwer, warm, gelöst, entspannt, manche von euch fühlen sich auch leicht.
Ihr schwebt in das Zauberflugzeug hinein, schon steigt es in die Höhe.
Heute geht die Reise zu einem Stern. Und da seht ihr es auch schon, das Sternengebirge. Es hat funkelnde Bergkuppen und leuchtende Spitzen. Und jetzt landet ihr. Ihr steigt aus dem babebibobu aus, nein, ihr schwebt, denn ihr seid schwerelos. Von oben schaut ihr in den Sternenkrater, erkennt den goldenen See, der euch von unten entgegenfunkelt, und jetzt sinkt ihr tiefer, langsam wie eine Seifenblase. Ihr würdet gern etwas von dem Gold schöpfen, aber das geht nicht, ihr würdet dann zu schwer

werden und könntet nicht zum babebibobu zurückgelangen. So schaut ihr nur, und schwebt, hin und her, auf und ab. Da formt sich von irgendwoher eine Stimme in euch, wird zu einer leisen Frage: »Was würdet ihr denn anfangen mit dem Sternengold?« »Oh, weiß nicht, etwas Schönes dafür kaufen, Süßigkeiten, Spielzeug, eine Autorennbahn.« Eins von euch hat eine andere, bessere Idee. Das Gold soll für die Kinder sein, die nichts zu essen haben, wir wollen Nahrungsmittel kaufen für die armen Kinder auf der Erde. Da schweben Sternenmädchen herbei, schöpfen Sterngold, bringen es zu eurem Flugzeug und winken euch freundlich zu. Ihr alle freut euch, denn während ihr zur Erde zurücksinkt, noch beim Einschlafen, wißt ihr, daß etwas Gutes geschieht.

Das ist nur eine Andeutung der Möglichkeiten, wie sie solche Phantasiegeschichten bzw. Märchen bieten, um zunächst die im Autogenen Training geforderte Ruhe und Erholung konzentrativ zu vermitteln. Man spürt regelrecht, wie die Kinder von schwierigen Situationen Abstand gewinnen, sich lösen und damit innerlich frei werden. Der Aufbau der Geschichte trägt dazu wesentlich bei, namentlich das Zauberfahrzeug. Die Kinder nehmen eine Schutzhülle mit auf die Reise ins unbekannte Märchenland. Es steht den Kindern frei, sich das babebi, babebibo oder babebibobu in allen Farben und Einzelheiten auszumalen. Es wird mit allen Einrichtungen versehen, die den Kindern helfen, eine eventuell vorhandene Angst abzuwehren. Kinder, die sich im Dunkeln fürchten, installieren einen starken Scheinwerfer; wer sich sorgt, auf dem Mond etwa ohne Obst auskommen zu müssen, baut eine Vorratskammer an Bord des babebibobu ein; ein kleines Mädchen nahm »Susi«, ihr Hündchen, in einer besonderen Hundehütte mit. Bei der Konstruktion unserer Fahrzeuge steht uns natürlich die ganze gegenwärtige und künftige Technik zur Verfügung. Wenn irgendwo im phantastischen Abenteuerland eine Situation beängstigend werden sollte, das vertraute Zauberfahrzeug ist dafür ausgerüstet und bringt uns immer sicher zurück, und mit dieser Gewißheit können die Kinder die Grenzen dessen, was sie bedrückt, schrittweise erweitern.

Vor einem Punkt aber möchte ich Sie nachdrücklich warnen. Manche von Ihnen haben sich Gedanken über ein Ereignis, einen Schock gemacht, der Ursache oder Auslöser für die gegenwärtigen Schwierigkeiten Ihres Kindes sein könnte, das weiß ich aus vielen Gesprächen und Briefen. Wenn Sie mit Ihrer Vermutung Recht haben sollten, gerade dann dürfen Sie niemals versuchen, *um dieses* Ereignis herum eine Geschichte zu erfinden. Verdrängte traumatische Erlebnisse aufzuspüren ist nicht Sinn der Phantasiegeschichten. Die Psychoanalyse, die sich diesem Problemkreis stellt, und das Autogene Training, das unmittelbar Lebenshilfe geben will, müssen hier ihre Aufgaben abklaren und abgrenzen.

Vermeiden sollte man auch Geschichten, in denen das Kind sich selbst und seine Schwierigkeiten offen wiedererkennt. Es könnte ihm sonst leicht die Freude an den Märchen vergehen, denn niemand schätzt den erhobenen pädagogischen Zeigefinger; Kinder zumal haben ein ausgesprochenes Gespür dafür. Verstecktes Lob dagegen kann nie schaden. Wenn die Märchen mehr und mehr zu Ihren eigenen werden sollen, scheuen Sie sich nicht, Details und Tätigkeiten, die Sie selbst gut kennen, in die Handlung einzubauen, denn Bekanntes in der Vorstellung nachzuvollziehen steigert die Vorstellungskraft.

Lesen Sie nun zunächst die nachfolgenden Märchen. Sie

werden dann sehen, wie das Autogene Training in die Märchen eingebaut ist.
Anschließend können Sie Ihrem Kind diese Märchen langsam vorlesen bzw. sie durch Ihre eigene Phantasie ergänzen oder umändern. Sie werden dann bald selbst am besten spüren, auf welche Art von Märchen Ihr Kind anspricht.

2. Teil

Die Zauberfahrzeuge

Es gibt Märchen, die sind spannend und entspannend zugleich – sie führen euch in das Land der Phantasie: in das *Herz* der Welt – auf den *Atemberg* der Erde – in das *Leberbergwerk* und in das *Denkzentrum*.

Fällt euch etwas auf?

Ihr erlebt etwas, was jeden Tag an euch und in euch geschieht. Ihr erfahrt, was in eurem Körper vorgeht, und dies alles während einer Traumreise.

Diese machen wir mit einem Zauberfahrzeug – dem Zauberschiff –, dem Zauberauto oder dem Zauberflugzeug.

Wir summen und singen es herbei
mit den Vokalen a, e, i, o, u,
die wir mit einem Konsonanten – dem b – verbinden:
baba, bebe, bibi, babebi das Zauberschiff
baba, bebe, bibi, bobo, babebibo das Zauberauto
baba, bebe, bibi, bobo, bubu, babebibobu das Zauberflugzeug.

Mit einem leisen Summen des Motors – OM – OM – OM sausen wir davon.

Ihr schaltet ab und um auf die Ruhe, ihr liegt ganz ruhig im Zauberflugzeug – im babebibobu –, gelöst, entspannt.

Im Atemberg und im Herzen der Welt begegnet ihr in Gestalt von vielen tausend Tänzerinnen dem Sauerstoff und dem Kohlendioxid, den wichtigen Bestandteilen der Luft,

ihr erlebt, was sie tun, und erkennt damit ihre täglichen Aufgaben. Ihr werdet in die Organe des Körpers geführt.
Ihr gleitet durch die geheimnisvollen Gänge der Leber, dringt in ihre Werkstatt vor; ihr seht, was dort geschieht, wie unsere Nahrung verarbeitet und dieser Vorgang durch ein großes Orchester – das Sonnengeflecht – gesteuert wird.
Aus dem Denkzentrum im Gehirn kommt euch die Konzentration entgegen – sie ruft und ordnet die Gedanken.
Ihr spürt die Kraft, die aus der Tiefe steigt – die Konzentration. Damit bekommt ihr Mut und Selbstvertrauen, so wie ihr es auf der Reise zum Mond erlebt. Dort begegnet ihr Zaubergestalten.
Karin besiegt ihre Angst, ist mutig, sicher und frei, genau wie der *singende Seehund,* der mit seiner Gefährtin Robbine durch die dunkelsten Tiefen des Meeres schwimmt. Nur mit Mut und Selbstvertrauen kann er seine Heimat sicher erreichen und zum König gewählt werden.
Das gelingt alles mit der Konzentration, der geheimnisvollen Kraft, die man suchen und finden muß.
In der Geschichte vom Traumbaum werden euch Wünsche erfüllt.
Ganz gleich, welche Reise ihr macht – immer führt euch die Phantasiegeschichte auf eine Insel der Ruhe –, zur Besinnung und Sammlung. Damit werden die Kräfte wach, die ihr täglich in eurem Leben – zu Hause und in der Schule – braucht, um gesund und leistungsfähig zu sein.

Die Reise mit dem Traumauto – dem babebibo

Wenn ihr mit dem Zauberfahrzeug auf die große Reise geht, auf die Gedankenreise, werdet ihr merken, daß ihr viel erlebt – aber dazu legt euch ruhig hin –, entweder auf den Fußboden oder auf euer Bett. Ihr liegt auf dem Rücken, die Arme seitlich aufgelegt, die Augen geschlossen. Ruhig atmen – vollkommen ruhig –, summt ganz leise OM – OM – OM – OM, und nun ist es ganz still.

Stellt euch vor, ihr fahrt in einem Auto. ihr seid auf der Autobahn, der Vater lenkt das Auto sicher und ruhig – doch plötzlich: Halt – alles stoppt, alles muß warten –, es ist eine Baustelle – es ist langweilig, ihr seid müde, ihr macht die Augen zu, es ist ganz still, und wieder summt ihr mit mir OM … OM … OM …

Da passiert etwas Merkwürdiges – das Auto fängt an zu schweben, es steigt auf in die Höhe, immer höher und höher. Ihr seht unter euch die vielen Autos. Euer Auto schwebt lautlos, ruhig durch die Luft; es ist das Zauberauto – das babebibo.

Und jetzt denkt Petra an die große Waldwiese, die Ferienwiese, auf der man so besonders schöne Blumen pflücken konnte, und an den Wald, in dem es Himbeeren und Brombeeren gab – kaum gedacht, schwebt das Auto über den Waldweg, senkt sich sanft auf den Weg, und Petra erkennt ihren Wanderweg. Auch sieht sie das Pony wieder, auf dem sie geritten ist. Es kommt auf sie zu, sie möchte es festhalten, aber es ist wie der Blitz verschwunden. Petra liegt jetzt in der Wiese und träumt. Am Himmel ziehen die Wolken schnell dahin, Bienen summen, und sie versteht die Sprache der Grashüpfer. Die dicke Hummel brummt freundlich: »Guten Tag, Petra!« und der Grashüpfer betrachtet ihren Schuhberg, den er neugierig hinaufhüpft. Der Schmetterling, der gelbe Zitronenfalter, singt eine Windarie, die Glockenblumen läuten dazu. Petra wundert sich, daß sie all dies nicht in ihren Ferien auf dem Bauernhof schon verstanden hat, und freut sich über das Wiedersehen – sie ist ganz müde und schläft ein.

Torsten liebt es, mit dem Auto durch die Luft zu schweben, er entdeckt einen Rundweg um einen See und wünscht sich, diesen See zu umkreisen. Schon saust sein Auto, schnell wie der Wind, in die Kurven. Jetzt wäre es schön, anstelle des Autos ein Schiff zu haben. Er möchte über und unter Wasser fahren können. Kaum gedacht, gleitet er auch schon über den See, sieht die Fische im Wasser und entdeckt auf dem Grund des Sees ein altes Schloß. Dort möchte er hin, und schon verwandelt sich das Schiff in ein kleines U-Boot, mit dem er in die Tiefe taucht. Es gleitet durch alte Gemäuer, senkt sich auf den hellen Sand nieder. In der Dämmerung schimmert das Wasser grünlich, es ist still.

Vollkommen ruhig liegt Torsten im U-Boot, ruhig gelöst, entspannt.

Alle Kinder, die auf die Autoreise mitgekommen sind, sind müde – müde, gelöst, entspannt. Ihr atmet ruhig aus und ein – hin und her –, gelöst, entspannt.

Das war eine Reise in die Erinnerung – in die Ferien.

Besuch im Atemberg der Welt

Möchtet ihr gern besser sprechen können? Dann müßt ihr besser atmen, ruhig, gelöst, entspannt sein. Seid einmal zu Gast bei den Kindern, die das Autogene Training erlernen.
Heute besuchen sie den Atemberg der Welt.
Klaus, Peter, Julia, Florian und Stefan besteigen das Zauberflugzeug – sie summen es herbei –:
OM – OM – OM – a-e-i-o-u – ba-be-bi-bo-bu.
Und nun kurbeln sie es an:
babababababebebebebibibibibibobobobobubububu babebibobu. OM – OM – OM – Das ist ein wunderbares Flugzeug, schon saust es durch die Luft. Solch ein Flugzeug kann auch über Wasser fahren, unter Wasser tauchen – also ein Zauberschiff sein –, ein babebi. Auch kann es zum Zauberautoooo werden, zum babebibo, und auf allen Straßen fahren.
Alle Kinder liegen jetzt vollkommen ruhig im Zauberflugzeug, sehen tief unter sich die hellschimmernde See – es hält Kurs auf den Atemberg der Welt. Er liegt auf einer Insel mitten im Stillen Ozean. Die Kinder sind ganz still, sie atmen ruhig hin und her – aus und ein –, ein und aus, und wir mit ihnen: OM OM.
Nun legt einmal eure Hände auf euren Bauch, da spürt ihr den Atem, er geht ein und aus – aus und ein – hin und her –. Ihr spürt den Atemberg und das Atemtal bei

euch selbst – vollkommen ruhig – gelöst – entspannt atmet ihr hin und her. Ihr summt ein leises an- und abschwellendes OM – OM – OM. Und plötzlich ertönt das OM ganz laut – auf und ab –, hell und dunkel, tief und hoch, wie ein Wogen – eine Art Sirene – atmen – ein Seufzen klingt durch die Luft, leise – laut – glasklar – schwebend – seufzend – lachend – gähnend – tosend – brausend und sanft –, leise schwingend wieder zurück zum OM – OM – OM. Farben leuchten auf: OM OM OM OM OM – das babebibobu leuchtet in allen Farben. Und jetzt leuchtet es schnell auf, rot, grün, gelb blitzt es.
Und nun klingt es so, als ob alle OM-Wellen durcheinanderklingen, singen und schwingen.
Und währenddessen nähert sich das babebibobu dem Atemberg der Welt.
Ein Brausen tönt um das Flugzeug, das unbeirrt seinen Kurs fliegt.
Für alle Kinder ist es wichtig, den Atemberg zu besuchen, richtig zu atmen, richtig zu sprechen.
Klaus – als Kapitän des Flugzeuges – hat sich aufgerichtet – er ist mit allen Zauberformeln des Flugzeuges, mit allen Tasten vertraut.

A – ein Druck auf die rote Taste –
das Flugzeug steigt steil in die Höhe.
E – Grün leuchtet auf.
Das babebibobu bleibt auf einer bestimmten Höhe.
I – bei Gelb gleitet es auf den Strahlen der Sonne
schnell und lautlos dahin.
O – schon wird bei blauem Licht der Landekurs
eingestellt, um beim
U – im Violett zu landen, an einem Zaubersee –
am Startplatz zum Atemberg der Welt.

Aus dem babebibobu wird nun eine Rakete – die babe –,

die von vielen Luftelfen über eine Startbahn in das Atemsystem eingeschleust wird.
Klaus steht fast atemlos aufrecht in der Rakete. »Bleib ruhig«, singt eine Luftelfe. Die anfängliche Aufregung ebbt ab. Aufmerksam, aber doch ruhig und gelassen freuen sich Klaus und die Kinder auf die Reise in den Atemberg. Alle Kinder sind vollkommen ruhig, atmen hin und her, aus und ein.
Und schon geht die Rakete ab. Zuerst erreichen wir eine große Muschel. In dieser Muschel bewegt sich wie vom Wind gestreichelt zartes Gras. Licht flackert auf, es ist die Nasenmuschelhalle mit ihrem Flimmerfeld, den zarten Haargräsern, die verhindern, daß die kleinen hüpfenden Staubdamen, Grashüpfer und Labyrinthmännchen einfach in der Tiefe des Atemberges verschwinden. Die babe kann überallhin vordringen und eindringen. Sie macht eine Tankpause auf der Kehldeckelstation. Es gilt nur, den richtigen Moment abzupassen, in dem sie in den Untergrund einfliegen kann. Im großen Kehlkopftunnel – durch Lichtstreifen beleuchtet – vor dem Windmännchen tanzen und aus allen Richtungen heraus- und hereinwirbeln – bestimmt Klaus die Richtung der Rakete, die am Stimmknotenpunkt nach rechts oder links abbiegen muß. Klaus entscheidet sich für rechts. Er hat dies nur gedacht – und schon wird dieser Wunsch erfüllt. Die babe saust wie ein Weberschiffchen durch die verschiedenen kleinen Tunnelgänge – mal hin, mal her, mal zurück.
Sie sehen genauso aus wie der große Tunnel. Plötzlich landet die Rakete in einer hellschimmernden Kugel, und die Kinder sehen erstaunt die Wände der Kugel direkt auf sich zukommen und sich wieder entfernen, von einer fei nen Musik begleitet. Auf und ab – hin und her – OM – OM – OM.
Dabei kommt es den Kindern vor, als ob sie in einem

Boot auf einem See abwechselnd in einem Wellental und dann wieder auf einem Wellenberg seien.
Auf und ab – ein und aus – auf und ab – ein und aus – immer im wechselnden Rhythmus – ein schwingendes, klingendes Atmen – und zwischendurch sekundenlang Stille, eine große Ruhe, Pause. Vollkommen ruhig, gelöst, entspannt. Ganz schwer, beinahe schwerelos fühlt ihr hohe Wellen – ihr werdet geatmet –, auf unendlichen Wogen dem schwingenden Rhythmus überlassen.
Je höher wir hinaufschweben in diesem Atempalast, desto mehr umgibt uns eine »schwingende« Stille – und als wir näher hinschauen, tanzen die Atemelfen immer ruhiger. In der obersten Kuppel weht nur noch der Schleier im Wind – nur wenige Atemelfen scheinen sich die Mühe zu machen, den Atemberg hinaufzusteigen.
Die babe senkt sich, neigt sich, um im gleichen Augenblick auch schon in der Tiefe zu verschwinden.
Wir geraten in einen Wirbel tanzender Atemelfen. Sie nehmen uns in ihre Mitte und streben dem Ausgang des großen roten Tunnels zu. Durch eine Reihe aufrechter Zahnwächter saust die Rakete auf ein Schiff, das an einem Seeufer liegt.
Auf und ab – ein und aus – Ruhe – OM OM OM OM OM – auf und ab – ein und aus – hin und her – wogt das Atemschiff mit der Rakete, die sich wieder in das Zauberflugzeug umwandelt.
Jetzt fliegen die Kinder nach Hause.
Alle Kinder atmen tief und ruhig, sind gelöst – entspannt und froh – OM – OM – OM – OM.

Das babebi im Herzen der Welt

Was meint ihr, wie groß euer Herz ist?
Vielleicht malt ihr Herzen in die Luft, so winzig wie ein Hühnerherz oder so groß wie das Herz eines »übergroßen Riesen«?
Und wo liegt das Herz überhaupt? Rechts, links, in der Mitte der Brust?
Viele von euch wissen das nicht so genau. Oder habt ihr schon einmal euer Herz gespürt? Vielleicht das Klopfen?
Wie sieht denn so ein »Herz« aus?
Es hat 4 Kammern – 2 Vorräume, 2 Haupträume –, und durch diese Räume fließt unser Blut. Das brauchen wir zum Leben!
Darum gehen wir jetzt auf eine große Reise – auf die *Herzreise.*
Mitten im Stillen Ozean liegt eine Insel, die Herzinsel. Noch keiner hat sie entdeckt. Auch wir können nur dorthin gelangen mit einem Luftschiff, dem Zauberschiff babebi. Dieses müssen wir herbeirufen:

Ausschwingendes aaaaa
schnellgleitendes eeeee
I-Tupfen als Lockung
gemaltes ooooo

und beim staunenden o senkt sich das babebi-Luftschiff lautlos vor unsere Tür.

Es sieht aus wie ein Igel, denn es hat viele tausend Haken. Diese haben eine Bedeutung.
Wir steigen in das babebi ein. Wir seufzen uuu, und das Zauberschiff schmiegt sich eng an uns wie ein Astronautenanzug.

Wir sind gelöst und entspannt,
vollkommen ruhig, ganz schwer,
vollkommen ruhig, schwer, gelöst, entspannt.

Über uns senkt sich das durchsichtige Dach. Wir haben nach allen Seiten Ausblick und fühlen uns frei wie ein Vogel.
Das Zauberschiff ist jetzt ein Zauberflugzeug – das babebibobu a ... e ... i ... o ... u ..., und nach dem abschwellenden u drücken wir die Tasten:

die rote, die den Motor anläßt, der einen hellen Flötenton hat,
die grüne, die uns vom Boden abhebt,
die gelbe, die uns in den Himmel schießt,
die blaue, die uns dort gleiten läßt.

Wir fliegen!
Wir fliegen!

Und alles vollzieht sich leise, wir vergessen alles; die Erde, den Tag.
Wir sehen und staunen, wir freuen uns!
Die Wolken segeln unter uns. Sie sind von der Sonne beschienen. Es ist ein gewaltiges Wolkenmeer, irgendwo unter uns, weit weg liegt die Erde.
Waren wir zunächst schwer, so fühlen wir uns jetzt ganz leicht. Unbeschwert erleben wir die Unendlichkeit, wir ruhen sicher in unserem Zauberflugzeug, dem babebibobu.

Vollkommen ruhig, gelöst, entspannt,
unser rechter Arm ist ganz schwer,

unser linker Arm ist ganz schwer,
beide Arme sind schwer.

Plötzlich ein heller Ton, rhythmisch von einem dunklen abgelöst: poch, poch … poch, poch …
Das ist das Herzzeichen! Wir nähern uns der Herzinsel und drücken auf einen lila Knopf. Sanft gleiten wir in die Tiefe – im Gleitflug. Ruhig segelnd – trotz der Schnelle – landen wir auf einem halbmondförmigen Platz, dem Startplatz zum Herzen der Welt. Rings um uns herum blühen Blumen aller Art, und es wachsen dort Früchte aller Formen und Farben – ein Zeichen für die Wirkung des Urkraftstromes, der vom Herzen der Welt ausgeht.
Unser babebibobu ist inzwischen ganz schmal, ja dünn geworden und wir mit ihm. »Bin ich noch ich?« frage ich mich. »Ich bin noch ich selbst, aber ich bin in einer anderen Welt!« In diesem Augenblick wird das babebibobu ein Schiff, das babebi. Es wird in einen großen See eingeschleust. Dieser ist rhythmisch bewegt, auf und ab branden die Wellen und wir mit ihnen, herauf und herunter.
Plötzlich sind wir in der Mitte des Sees. Wir sehen fließenden perlenden Schaum. Wie am Meer kommen und gehen die Wogen. Das rhythmische Wiegen macht müde … Wir denken nicht mehr, wir schlafen ein.

Vollkommen ruhig, gelöst, entspannt spüren wir ein leichtes Schwingen des Schiffes.

Vollkommen ruhig, schwer, gelöst, entspannt.

Und dann sehen wir an den vielen Haken unseres babebis – es sind Tausende oder Millionen – zarte, durchsichtige Mäntel hängen, hell schimmernd und verheißungsvoll funkelnd. Wir hören einen Chor:

oo Sauerstoff, oo Sauerstoff, oo Sauerstoff.

Wir singen mit:

oo Sauerstoff … ein Chor in der Lunge

Sauerstoff, ein Nichts, durchsichtig, nicht zu fassen.

oo Sauerstoff.

Wir sind gelöst, entspannt, glücklich.

Und als das babebi ganz sauerstoffbeladen ist, dreht es sich wie ein Kreisel und schießt davon. Um uns herum scheint es hellrot, das babebi gleitet auf einem Strahl der aufgehenden Sonne.

So erreichen wir den Vorraum zum Herzen. Wir gleiten an hellen Wänden vorbei und erkennen leuchtend schimmernde Säulen. Um uns herum tanzen – leicht beschwingt – Scharen von Mädchen mit hellroten Röckchen. Es ist ein fröhliches Ballett.

Wir gleiten damit durch eine Schwingtür, die sich wechselnd öffnet und schließt, in die große Herzkammer. Von da aus gehen wir mit dem babebi auf Entdeckungsreise: Wir gelangen in Gänge, Gewölbe und viele andere Räume. Immer wieder nehmen die Ballett-Tänzerinnen die Sauerstoffmäntel von unserem Luftschiff weg, hängen sie an verschiedenen Zellwänden auf. Von allen Seiten ertönt der Chor:

oo Sauerstoff – oo Sauerstoff – oo Sauerstoff

In einem Gewölbe bewundern wir die Decke, die »Zwerchfellkuppel«. Wir bestaunen die Leberfassade, ihre glatten Wände.

Wir machen eine Reise durch den Magen, der uns vorkommt wie ein großer U-Bahnhof. Von hier aus werden die vielen Nahrungsmittelzüge richtig verteilt und durch große und kleine Rohre und Tunnel an ihren Bestimmungsort gebracht.

Unser babebi kann alle Hindernisse überwinden, und so gelangen wir in die allerkleinsten Kammern.

Die hellroten Röckchen der tanzenden Mädchen werden immer dunkler. In den kleinsten Kammern ziehen sie das

hellrote Röckchen aus und streifen ein dunkleres über, das dort hängt. So haben auch die Tänzerinnen ihren Sauerstoff abgegeben.
Immer wiederholt sich dieses Spiel. Dunkelrot gekleidete Tänzerinnen mit blauroten Röckchen begleiten uns auf dem Rückweg ins Herz, diesmal in die rechte Herzkammer. Alle Sauerstoffmäntel sind von unserem Luftschiff verschwunden und gegen alte Mäntel ausgetauscht.
Wir kreisen diesmal nicht lange, sondern schießen mit kräftigem Druck aus der großen Herzkammer Richtung Lungensee. Und jetzt singt ein Chor:
CO_2 – CO_2– CO_2 – Kohlendioxid
Mit letzter Kraft landen wir auf dem altvertrauten See, und im Nu ist »die Wäsche abgenommen«, die alten Mäntel – das Kohlendioxid – werden durch ein großes Rohr mit Windsog abgeschleudert. Neue Sauerstoffwogen tun ihre Arbeit. Noch dreimal kreisen wir auf dem jetzt buntschillernden See, dann werden wir von einer Windbö erfaßt. Noch ehe wir alle Knöpfe drücken können, gleiten wir still durch die Luft.
War es Wirklichkeit, war es Traum?
Wir sind
vollkommen ruhig
schwer – ganz schwer –
gelöst, entspannt.
Wir fühlen uns
warm, geborgen, glücklich,
vollkommen ruhig.
Wir hören unser Herz, ganz deutlich, rhythmisch klopfen poch, poch … poch, poch.
Wir wissen, daß wir ein Herz haben, wie es arbeitet.
Nun steigen wir aus dem babebi aus, recken und strecken uns, sind wieder wach. Das babebi ist verschwunden, aber in der Traumreise haben wir unser Herz entdeckt.

Besuch im Leberbergwerk

Jeden Tag habt ihr von neuem Hunger, jeden Tag eßt ihr, damit ihr groß werdet.
Der Erwachsene braucht Nahrung, um zu leben, um arbeiten zu können, ihr aber braucht außer Betriebsstoff auch Baustoff, damit ihr wachsen könnt.
Was meint ihr, wieviel ihr eßt? Oder anders ausgedrückt: wie viele Züge von Nahrungsmitteln in euren Körper einfahren? Das ist eine lange Wagenkette. Die Leber spielt dabei eine wichtige Rolle.
Wo liegt sie überhaupt, diese Leber? – Sie liegt rechts vorn im Oberbauch hinter den Rippen und ist ein blutreiches Organ.
So ohne weiteres kann man sie nicht fühlen. Sie ist aus vielen Zellen zusammengesetzt. Man sagt, sie sei in unserem Körper so eine Art chemische Fabrik: Sie reinigt, filtriert, baut auf, verarbeitet die Nahrung, bereitet sie zur richtigen Auswertung auf und deponiert sie in Vorratskammern. Sie ist unermüdlich tätig.
Wer sich viel ärgert und aufregt, hat manchmal Schwierigkeiten im Bauch – mit seiner Leber.
Wie das alles vor sich geht, wie es überhaupt im Bauch aussieht, erfahren wir heute auf unserer Reise in die Leberwerkstatt.
Wir rufen unser Zauberflugzeug herbei:
OM OM OM OMMMMMMMMM

babebibobu – babebibobu – babebibobu – OM – OM – OM – OM – da ist es – das bekannte Summen OM OM OM OM babebibobu.
Jetzt atmet ihr richtig aus und ein, legt eure rechte Hand auf euren Bauch – ihr atmet ruhig aus und ein, hin und her.
Wir sind ganz schwer – warm –, unser Bauch ist warm, als ob er von der Sonne beschienen würde.
Darum sagen wir: Sonnengeflecht strömend warm.
Steil schießt unser Zauberflugzeug – das babebibobu – in die Luft, und schnell gleitet es auf den Luftschienen dahin. Ziel: Lebergebirge.
Vollkommen ruhig, gelöst, entspannt liegt ihr auf dem Rücken – die Augen sind geschlossen.
Ihr seid ganz schwer – gelöst – entspannt – ganz warm – Bauch ganz warm.
Vollkommen ruhig, ruhig atmen – dabei klingt der Motor weiter: OM – OM – OM. Ihr fliegt am nachtblauen Himmel entlang, ihr seht die Sterne funkeln. Ihr habt Zeit zum Träumen und zum Schlafen.
Die Melodie vom babebibobu und dem Summen seines Motors OM – OM begleiten euch in den Schlaf, in den Traum: Babebibobu – OM – OM – OM.
Plötzlich verändert sich das Summen. Das babebibobu gleitet in die Tiefe zum Landeplatz Leberbergwerk. Und da seht ihr es auch schon – das Lebergebirge.
Rotviolette Felsen funkeln in der Sonne – Sternzellen umschweben die Felsen und leuchten. Viele Lebensmittelzüge stehen am Eingang zum Lebergebirge, warten auf einer großen Drehscheibe aufs Verladen und Entladen. Einen Zug sehen wir im Lebertunnel verschwinden. Unser babebibobu startet gleich hinterher, und über einen Leberfluß gelangen wir in einem rotschimmernden Licht in die Arbeitsräume der Leber – in die Zellen.

Ganz nah hören wir jetzt ein Klopfen – ein leichtes Hämmern, im Rhythmus wechselnd –, und wie wir näher hinschauen, sehen wir auf einem silbernen Fließband viele Nahrungsbestandteile liegen.

Leberarbeiter sind damit beschäftigt, Nahrungsblöcke aufzuspalten, zu zerteilen – das klingt, als ob viele Glocken auf einmal tönen. Und jedes Nahrungsmittel hat seinen besonderen Klang. Das ist das Glockenspiel der Leber – Fermentarius heißt der bedeutende Dirigent, der für eine richtige Verteilung der Nahrung sorgt.

Andere sortieren aus – Brauchbares von Unbrauchbarem, das sofort über ein Kanalsystem abgeleitet wird. Neue Stoffe und Säfte entstehen, wie z. B. der Gallefluß, der in verschiedenen Farben schimmert.

Da quirlen in allen Tonlagen Rührwerke und Saftpressen. Eiweiß-Elfen gehen in roten Gondeln auf große Reise. Man sieht es ihnen an, daß sie eine wichtige Aufgabe haben – aus ihnen strahlt Kraft, Leben, Energie, und aus der Ferne hört man das Singen eines vielstimmigen Chores.

Im rhythmischen Wiegen stoßen die Gondeln mit den Eiweiß-Elfen vom Ufer des Lebersees ab – jede Gondel ist mit Girlanden und Blumen geschmückt.

Vollkommen ruhig gleiten die Gondeln dahin – wir sind gelöst – entspannt – Sonnengeflecht strömend warm.

Die Gondeln fahren am Zuckerberg vorbei, auf dem die Königin Glykogenia thront. Sie gibt bei großem Hunger und besonderen Anlässen aus ihrem Bergvorrat den hungrigen Arbeitern aller Zellen Nahrung, die auf besonderen Booten transportiert wird.

Und wenden wir nun den Blick zur anderen Seite des Sees. Man sieht gelbe Nebelschwaden. Dämpfe steigen auf, doch die Dämpfe nehmen keine Gestalt an, sie werden von eifrigen Galle-Damen einfach zerstäubt – sie zer-

fließen, und ein heimliches Grollen läßt vermuten, daß sich darin manchmal bösartige Nebelgeister verstecken.
Auch finden hier Hochzeiten statt. Die schöne schlanke Dame im grünen Schleiergewand wird gerade vom Fetttropfen-König zur Frau gewählt, und sofort beginnt die Hochzeitsreise ins unbekannte Land.
Wir mit unserem babebibobu sausen hinterher.
Auch unser Zauberflugzeug wird umtanzt von Eiweiß-Elfen, von grünen Galle-Nixen und Tänzerinnen in hellroten und dunkelroten Röckchen. Ein ganzes Ballett. Die Lebermädchen haben sich mit leuchtenden Steinen geschmückt – den roten Haemoglobinen und goldgelben Bilirubinen.
Je weiter wir mit unserem babebibobu in das Leberbergwerk eindringen, um so mehr leuchten die Wände der Leberräume. An der Decke hängen strahlende Kugeln, die leise hin und her pendeln. Man hört ein Flötenkonzert, das durch den ganzen Leberberg schwingt.
Überall ist Bewegung, Tanz, Ballett. Leber-Elfen schweben durch die durchleuchteten Hallen und greifen überall ordnend ein.
Wir gleiten durch viele Zellen, wir fahren auf den Schienensträngen und ordnen uns mit Zügen und vielen prächtigen Begleitern ein auf dem Weg zum Bauchgewölbe. Es wird immer heller – immer wärmer – vollkommen ruhig – schwer – warm – Bauch strömend warm – wir sind gelöst – entspannt.
Unser babebibobu hat sich in ein Schiff verwandelt, in ein babebi, das ruhig über den Leberfluß zum Lebersee gleitet. Ein leichtes Wiegen macht müde:

Sonnengeflecht – strömend warm –
Sonnengeflecht – strömend warm –

das singt der Chor der Bauchorgane – das babebi – das Schiff – schaukelt hin und her – damit beeinflussen wir unseren Bauch – und so atmen wir auch – hin und her – und da seht ihr es schon, das wunderbare Geflecht – aus und ein –. Je mehr wir uns darauf konzentrieren, um so wärmer wird unser Bauch. Wir sind strahlender, funkelnder, fröhlicher, gelöster:

Sonnengeflecht – strömend warm –
wir sind gelöst, entspannt, fröhlich,
der Chor ertönt von den Wänden der Kuppel, von überall her:

Sonnengeflecht – strömend warm –.
Das babebi ist an einem klaren See angekommen, in dem sich viele Flüsse spiegeln. Es sind die Bauchgefäße, die Blutadern unseres Bauches.
Eiweiß-Elfen, Fetttropfen, dann Gallefrauen, Blutprinzessinnen tanzen

Sonnengeflecht – strömend warm –
ihr legt eure Hände auf den Bauch –
atmet ruhig aus und ein.
Dabei seid ihr ganz müde.

Das babebi ändert seinen Kurs, wir verlassen ganz schnell den Lebersee. Ihr liegt nun wieder im babebibobu – dem Flugzeug – und geht auf die große Reise zurück nach Hause.

Vollkommen ruhig, gelöst, entspannt –
vollkommen ruhig, gelöst, entspannt.

Ihr wacht auf, reckt und streckt euch, atmet tief aus – hin und her. Auf dieser Traumreise habt ihr etwas von dem gespürt, was jeden Tag bei euch im Leib vorgeht. Ihr atmet ruhig aus und ein und seid gelöst, entspannt und fröhlich.

Besuch des Denkzentrums auf dem Kopfberg der Welt

Wißt ihr, wie das Nachdenken geschieht? Nun – womit denken wir? Mit dem Kopf, besser – mit dem Gehirn. Es ist ein Organ besonderer Art. Es ist sehr kostbar, deshalb liegt es in einer knöchernen Schale, dem Schädel, der das Gehirn schützt – sonst dürfte man gar nicht auf den Kopf fallen. Und einen klaren Kopf muß man haben und behalten. Mit dem Kopf stehen wir über der Situation – sind ruhig, kühl und überlegen.

Darum rufen wir jetzt unser Zauberflugzeug herbei und machen eine Reise zum Denkzentrum im Kopfberg auf der Gehirninsel mitten im Stillen Ozean.

Legt Euch einmal hin – vollkommen ruhig – der Atem geht hin und her – die Augen sind geschlossen – vollkommen ruhig fühlt ihr euch – schwer, warm – ganz schwer – ganz warm, gelöst, entspannt – und nun summen wir: OM, OM, OM, OM.

Da nähert sich auch schon unser Zauberflugzeug – das habebibobu –, und Ihr schwebt hinein. Es leuchten Gedanken auf – Gedanken, die Euch sagen: Wir fliegen auf den Gedankenberg der Welt. Leicht schwebend – ganz still fliegen wir durch das Blau der Luft, wir segeln über den Wolken, wir sind in das leuchtende Gold der Sonne getaucht. Es scheint, als ob irgendwo in der Ferne ein Ton in der Luft schwebt – und allmählich wird ein Schwingen und Klingen daraus – ganz hell – die Gedanken tönen. Sie

kommen und gehen, Farben fließen an uns vorbei - Habt ihr eine Lieblingsfarbe? Oder wird jetzt gerade eine Farbe deutlich?
Vollkommen ruhig, gelöst, entspannt, erlebt ihr eure Gedanken - ihr seht ihnen zu. Stellt euch vor, ihr steht auf einem Berggipfel. Ihr schaut über Berge und Täler - so weit ihr nur sehen könnt, und ein kühler Wind weht an eurer Stirn vorbei -, ganz leicht.
Ihr seid fröhlich! In Gedanken versunken spürt ihr kaum, daß das Zauberflugzeug Kurs auf das Denkzentrum nimmt. Ihr erkennt ein Labyrinth mit vielen Gängen und Tunneln - das babebibobu findet immer wieder eine neue Richtung. Im Labyrinth der Gänge geht der Weg an vielen Inseln vorbei. Eine Insel ist besonders groß. Sie ist wechselnd von den Farben blau-violett und gold-gelb angestrahlt. Es ist das Denkzentrum.
Immer wieder klingt eine Melodie auf.
Ich bin das Denkzentrum - in mir mischen und klären sich die Gedanken. »Holt mich heraus«, rufen die Gedanken, und die Gedanken klingen.
Ich bin die Idee! Ideen haben viele Gesichter: Da schießen sie empor, züngelnd, einer Flamme gleich, tanzen sie rhythmisch schwingend. Andere kommen schwebend auf uns zu - aus dem Nichts, ganz von selbst sind sie da und tauchen uns in kreisende Farben. Und die Farben verschmelzen zu einem Gesicht, aus ihm spricht die Konzentration: Ich konzentriere alles, ich suche und finde meinen Weg! Dieser Gedanke strahlt die Konzentration aus. »Nimm mich an, höre mich, ich bin immer da! Du mußt mich nur rufen«, flüstert die Konzentration - leise, aber eindringlich, immer im gleichen Ton. »Hole mich, rufe mich - ich bin die Konzentration.«
In der Tiefe des Farbenmeeres leuchten Gedanken, Ideen, die, gerufen von der Konzentration, aufsteigen.

Und jetzt kommen wir in das Land der Phantasie. Ihr schwebt in einem Kuppelsaal, dessen Wände voller Bilder hängen. Und im leichten Luftzug wehen in allen Farbenschleier, Gedankenschleier durch den Raum, wenn ihr glaubt sie zu fassen, entgleiten sie schon wieder euren Händen.

Erst als die Konzentration hilft, sich auf die einzelnen Farben und Formen, die den Saal durchwehen, einzustellen, gelingt es euch, durch ein verborgenes Tor, das sich jetzt weit auftut, in den Raum zu gehen. Hier kommen euch viele Bilder entgegen. Da ist der lebendig gewordene Wunsch. Tina, du hast dir einen Hund gewünscht, der dir freudig entgegenbellt; Susanne, du schwebst auf einem bunten Zauberpferd, das große Flügel hat, durch die Luft davon; du wünschst dir schon jahrelang ein Pferd; Torsten, du erkennst in den Mathematikaufgaben an der Wand Sinn und Zusammenhang – je länger du hinschaust, desto klarer wird dir alles. Du betrachtest sie als spannende Aufgaben; Frank, du wünschst dich auf die Urlaubsinsel und siehst sie in diesem Augenblick wieder deutlich vor dir. Michael wiederholt einen Aufstieg auf einen hohen Berg.

Alles, was ihr erlebt habt, wird in der Erinnerung wieder ganz deutlich. Wünsche werden erfüllt – Träume gehen in die Gedanken ein –, Konzentration auf Gedanken und Taten folgen.

Vollkommen ruhig – schwer – warm – gleitet ihr in Eurem Denkflugzeug dahin, dem babebibobu – ihr schwebt im Luftmeer, frei wie ein Vogel – leise begleitet von der Konzentration, die ihr nicht mehr seht, aber spürt, landet ihr bei euch selbst – ruhig, mutig, fröhlich und frei –. Und bei diesem Gedanken wacht ihr auf – streckt und reckt euch. Tief durchatmen. Und eins wißt ihr sicher: Mit der Kraft der Konzentration seid ihr mutig, ihr kon-

zentriert euch – ihr arbeitet gut – ihr konzentriert euch!
Ihr denkt!
Vollkommen ruhig – schwer – warm –.

Der Traumbaum

Was wünscht ihr euch wohl?
Habt ihr schon darüber nachgedacht? Etwas zum Essen, zum Anziehen, ein Spiel oder eine Reise, vielleicht auch einen schönen Traum?
Stellt euch vor, es gibt einen Traumbaum.
Er ist rund, groß, breit und hoch und hat dichte Äste. Man kann ihn nur finden, wenn man vollkommen ruhig, gelöst, entspannt ist.
Ihr träumt. Ihr liegt auf dem Boden. Die Augen sind geschlossen. Ihr spürt euer Herz klopfen, ihr atmet ruhig aus und ein.
Da schwebt es auch schon herbei, das Zauberflugzeug, das babebibobu, das euch zum Traumbaum der Welt bringt, es sieht aus wie eine Gondel.
OM OM OM OMMMMMMMM – der Motor summt, dazu tönt eine Farbenmelodie – rot, das tönende Horn, – gelb, die klingenden Glocken, – grün, die helle Flöte, – blau seufzt eine Geige, begleitet vom Lila, dem bunten Orchesterton, vollkommen ruhig, gelöst, entspannt. Ihr seid schwer, ganz schwer, ruhig, gelöst, entspannt. Ihr schwebt leicht im Kreis, immer höher und höher. Ihr seht ein grünes Gewölbe unter Euch, buntschillernde Vögel umkreisen das Zauberflugzeug. Auf den »OM-Ruf« einer Trompete schweben Luftsegler herbei, für jeden einer, mit dem

ihr mühelos in der Luft segeln könnt. Ihr nehmt Kurs auf das grüne Gewölbe, den Traumbaum.

Mit dem »Gedankensegel« erreicht ihr endlich den Traumbaum. Gedanken und Wünsche umkreisen euch. Monika, du wünschst dir Bernsteinkugeln – hier hast du sie. Gleich mehrere hängen an einem Zweig.

Alex träumt von einer Eisenbahn. Er schwebt um den Traumbaum herum – da fährt ihm doch die kleine Eisenbahn auf einem Ast entgegen.

Für Claudia schlummert in der Ecke der Teddybär, und Anne findet in dem Traumbaum die langersehnte kleine Nähmaschine.

Udo dagegen greift sich einen Malkasten aus dem Geäst und fängt gleich an zu malen. Mit allen fünf Fingern kommen die Farben aufs Papier, und – o Wunder – jede Farbe macht Kreise, viele Kreise. Auf diesen Kreisen kann man lustig Karussell fahren.

Aber noch mehr ist in dem Traumbaum, was man nicht sehen kann: Wenn man ihn genau anschaut, bekommt man eine Idee. Ob die Idee in dem roten Apfel, der gelben Birne oder der blauen Pflaume steckt? Sie alle wachsen am Traumbaum.

»Ich bin die Idee«, tönt aus dem Dickicht des Baumes eine Stimme. »Greif mich nur, ich bin da.« Angelika greift zu. Als sie mit beiden Händen die Idee, die man gar nicht sehen kann, festhält, weiß sie, daß sie eine neue Erkenntnis gewonnen hat. Die Idee hilft ihr, die Mathematik zu verstehen. Sie begreift plötzlich die Zusammenhänge. Angelika hat den Schlüssel zur Mathematik gefunden, sie stellt sich positiv dazu ein: »Ich löse meine Mathematikaufgaben!« So wie Angelika könnt auch ihr eure Idee einfangen, festhalten und später ausführen. Man muß nur bereit, mutig sein!

Das wünscht euch der Traumbaum!

Die Reise zum Mond

Das Zauberflugzeug, das babebibobu, landet an einem großen Schaufenster. Klaus sitzt darin und wartet auf die Kinder, die mit ihm zum Mond fliegen wollen. Michael, Kathrin, Anne, Monika und Paul sollen einsteigen. Das Fenster öffnet sich, Klaus öffnet die Flugzeugtür, und die Kinder schweben ins Raumschiff. Sie haben sich sehr auf die Reise zum Mond gefreut. Sie erwarten, noch ganz andere Dinge auf dem Mond zu sehen, mehr als die ersten Raumfahrer geschildert haben. Ein leiser Summton zeigt den Beginn der großen Reise an. Die Kinder liegen ruhig, völlig entspannt im Luftschiff. Farben in allen Schattierungen wechseln vom dunkelsten Blau bis zum hellsten Gelb, schwingen tönend durch den Raum. Es klingt eine leise, einschläfernde Musik auf.

Klaus spricht mit leiser Stimme vollkommen ruhig, schwer, warm, und alle Kinder kuscheln sich in den Klang der Stimme und die inzwischen grünblauen Lichtwellen.

Vollkommen ruhig, schwer, warm.

Die Kinder liegen ganz entspannt und träumen dem Mond entgegen. Sie sind ganz müde. Ihr Gesicht ist entspannt, der Mund ist etwas geöffnet, Arme und Beine sind ganz schwer, und eine wohltuende Wärme vertieft den Schlaf. Man hört nur noch ein leises Summen des dahinschwebenden Zauberflugzeuges, das immer höher und hö-

her über den Wolken die Luftstraße nach dem Mond sucht.
Inzwischen haben die Kinder verschiedene Vorstellungen. Sie springen wie Känguruhs im Mondgebirge herum. Sie erkennen das Mondgestein, von den Sonnenstrahlen in rotglühende Farben getaucht. Sie schweben über die Mondkrater und suchen den Mann vom Mond, den sie aber nirgends entdecken. Sie sammeln Mondstaub. Auf den Flügeln der Phantasie sind sie bereits auf dem Mond, während noch das babebibobu seine schnelle Fahrt macht.
Endlich ist es soweit, das Zauberflugzeug, technisch perfektioniert, führt alle modernen Einrichtungen, die man als Mondfahrer braucht, mit sich. Plötzlich ist eine Landefähre da, und alle 6 Kinder, Klaus an der Spitze, schweben mit der Landefähre auf den Mond. Sie fühlen sich leicht und beschwingt. Voller Freude machen sie den Mondtanz. Dabei bewegen sie sich wie ein fliegender Mensch, in rhythmischen Wogen gleiten sie auf und ab und hin und her. Sie atmen lange aus und ein, spüren dabei die veränderte Atmosphäre, die ihnen merkwürdigerweise gar nichts ausmacht. In diesem Augenblick sind sie Mondmenschen. Vor ihrer Entdeckungsreise auf den Mond legen sie sich einen Augenblick ruhig hin, um sich auf das Abenteuer zu konzentrieren.
Vollkommen ruhig, schwer, warm, gelöst, entspannt. Auch das vorher aufgeregte Herz schlägt ruhig, kräftig und regelmäßig. Sie atmen noch länger aus und langsam wieder ein. Sie stellen sich auf die Mondatmung ein und starten zur Entdeckungsreise.
Paul begegnet dem Mondvogel. Er spricht ihn an: »Wer bist du?«, und der Vogel antwortet: »Ich komme aus dem Land der Phantasie, das siehst du an meinen bunten Flügeln und an meinem goldenen Kopf, der immer von der

Sonne angestrahlt ist. Ich bin schneller als der schnellste Gedanke und leuchte die Menschen innerlich aus. Ich weiß, was in ihnen vorgeht; was und wie sie denken.« »Dann bist du wirklich ein Zaubervogel«, meint Paul, und weil er dem Vogel nicht glaubt, spricht dieser zu ihm: »Auch du wirst eines Tages merken, welche Kräfte deine Gedanken haben!« In diesem Augenblick denkt Paul an die Erde, an sein Zuhause, an sein Bett. Er sieht den Vogel an, gähnt und ist so müde, daß er augenblicklich in einen tiefen Schlaf fällt.

Kathrin schwebt über das Mondgebirge und erblickt in einem Krater einen funkelnden Gegenstand. Als sie näherkommt, wird sie in ein silberglänzendes Licht getaucht. Das rührt von einem Stern her, der auf Kathrin zukommt. Der Stern hat ein menschliches Gesicht, lange silberne Haare, jedoch sein übriger Körper besteht aus lauter Strahlen. Davon geht eine Leuchtkraft aus, die Kathrin in Erstaunen setzt. »Du weißt, daß ich ein Stern bin«, spricht dieses Leuchtwesen sie an, »meine Gedanken haben es dir mitgeteilt«, und Kathrin spürt die Gedanken des Sterns. Ja, noch mehr, sie unterhält sich mit dem Stern, ohne auch nur einmal den Mund aufzutun. »Was bist du für ein merkwürdiges Wesen?« fragt Kathrin, und die Antwort ist: »Ich bin der leuchtende Gedanke, der leuchtende Stern, der alle 2000 Jahre dem Menschen begegnet, der Augen hat zu sehen, und der den Geist hat, um zu begreifen.« Kathrin fühlt sich müde. Das, was sie erlebte, ist mehr, als sie sich jemals vorgestellt hätte. Und so fällt sie in die Versenkung der tiefen Gedanken und damit in einen tiefen Schlaf.

Michael hat Paul und Kathrin davonschweben sehen und wählt darum eine ganz andere Richtung. Er setzt sich an die Spitze eines Mondberges, mit dem Blick auf den Mondsee. Lilablau schimmert das Wasser, durchbrochen von goldsilbernen Blitzen. Michael gleitet in schneller Fahrt wie auf einer Rutschbahn dem See entgegen. Da bemerkt er staunend, wie sich der See öffnet. Er kann hineinschauen wie in einen Spiegel und sieht, daß eine ganze Farbsinfonie in diesem See zu Hause sein muß. Voll Erwartung setzt er sich auf ein großes Mondgestein am Ufer des Sees. Wie aus der Versenkung kommt ihm eine bunte Ente entgegen. Die Augen sind wie Smaragdgestein, sie hate rubinrote Federn, bunte Flügel, eine silberglänzende Brust und wiegt sich auf den lila glänzenden Wogen hin und her. »Ich bin die Wunderente Luna, ich habe dich schon erwartet, Michael«, sagt die Ente in ihrer Umgangssprache mit einigen Mondvokalen, die Michael versteht. »Ich bin beauftragt, dir zu zeigen, wie man tiefe Gedanken aus der Versenkung heraufholt. Wobei man die Wurzel der Kraft nicht vergessen darf. Ich tauche tief in den See, in das Licht, in die Farben und bringe für jeden Menschen wenigstens ein Samenkorn von dem angelegten Kraftfeld mit.« Spricht's und ist verschwunden. Michael sieht die Wunderente durch das goldene Tor in der Tiefe des Sees verschwinden. Es ist, als ob sie sich auflöste. Michael sitzt ganz still, hat die Augen geschlossen und begegnet sich selbst. Dabei spürt er, wie er immer schwerer wird. Ruhig, gelöst, entspannt, angenehm schwer und warm schläft er ein.

Anne fühlt sich ziemlich allein und, obwohl Monika noch bei ihr ist, bekommt sie etwas Angst. Gerade, als sie mit Monika sprechen will, kommt eine fliegende Untertasse, und Monika ist verschwunden. Anne dreht sich langsam um, d. h. sie schwebt in einem Kreis. Dabei bemerkt sie ein Lichtbündel, das von Zeit zu Zeit aufblitzt. Und plötzlich legt sich das Lichtbündel wie eine Schwelle auf den Boden. Anne hört Sphärenmusik, und da klingt doch wahrhaftig in verschiedenen Tonarten eine merkwürdige Melodie auf, die übersetzt heißt: »Ich bin der Mut. Wenn du über mich hinwegschreitest«, sagt das Lichtbündel, »hast du im ganzen Leben Mut!« In dem Augenblick wankt der Boden unter Anne, es steigen Dämpfe aus dunklen Tiefen auf. Anne sieht in gähnende schwarze Löcher, aus denen gelb-grüne Nebelschwaden kommen. Diese vereinigen sich und singen: »Wir sind die Angst«, und das Lichtbündel klingt dazwischen: »Ich bin der Mut.« Und Anne wagt den großen Schritt. Sie schwebt über das Lichtbündel hinweg, wird von den Strahlen eingefangen, und im lila leuchtenden Strahl gleitet sie in die Tiefe. Sie ist ganz leicht. Nach diesem Sprung in den Mut ist sie wie erlöst. Sie sinkt in sich selbst zusammen in einen tiefen Schlaf.

Monika dagegen segelt mit der Geschwindigkeit des Lichtes vom Mond. Als sie den Mond dreimal umkreist hat, schießt die Untertasse auf die Landefähre zu. Sie ist die letzte der Mondträumer, die Klaus einen Bericht gibt. Die anderen sitzen schon alle in der Landefähre. »Ich habe den Gedanken gesehen, den Mut, ich weiß, daß es ein Sehen des Unterbewußtseins gibt, und kenne die vielen Gedanken, die wie leuchtende Farben aus ihm heraussteigen. Ich weiß, daß es auf dem Mond keine Lebewesen gibt, wie wir sie kennen, aber ich spüre, daß die gedanklichen Kräfte hier alles vollbringen!« Sie denkt an das Zauberflugzeug, an Klaus, und schon im gleichen Augenblick sitzt sie darin. Klaus hört ihren Bericht und sieht, wie Monika in einen traumlosen Schlaf fällt. Er selbst richtet die Gedanken auf die Erde, die Heimat, und mit leichtem Summen schießt das babebibobu auf der Gleitschiene gelber Mondstrahlen davon.

Der singende Seehund

Eines Tages fand ich auf der Nordseeinsel Sylt einen Stein, den »singenden Seehund«. Der Stein hatte ein Gesicht, das Gesicht eines bequem liegenden Seehundes, der die Schnauze zu lieblichen Tönen geöffnet hatte. Zwei große Augen, ein kleiner Schnurrbart, dunkel gezeichnet, stellten den Seehund vor, den singenden Seehund. Die Geschichte dazu lag auf der Hand.

Es war einmal ein kleiner Seehund, Robby mit Namen, der unternahm zum ersten Mal mit seiner Mutter ein großes Ausflugsschwimmen. »Robby,« sagte die Mutter, »paß auf, daß du mir folgst, die Welt ist gefährlich, du mußt lernen, wie sie aussieht. Meeresungeheuer können dich verschlingen, Harpunen von Menschen können dich treffen, auch mußt du dir deine Nahrung selbst besorgen, die Fische schwimmen dir nicht ins Maul, und nun komm mit.« Sprach's und schwamm davon – Robby hinterher. Robbys Herz schlug ganz aufgeregt vor Glück und Erwartung. Das war sie also – die Meereswelt! Er sah die vielen bunten Krebse, die Korallen, den dicken Hummer, viele lange und farbig schimmernde Fische, er sah die grüne Algenwiese, den Seetang, entdeckte den Muschelberg, die Traumsteine am Meeresgrund und alles das, was ihm die dicke Flunder berichtet hatte, die Kinderfrau der kleinen Fische. Robby kam ins Träumen, im grün-gelben Licht der Sommersonne, die ins Meer schien, machte er einen Au-

genblick die Augen zu. Aber o weh, als er die Augen wieder aufmachte, war seine Mutter verschwunden. So laut er auch bellte und schließlich heulte, er konnte sie nicht entdecken. Da schwamm er mit langen Zügen seiner Insel zu – er meinte, daß die Richtung stimmte –, aber es kam anders. Robby schwamm und schwamm, bis er nach langer Zeit – waren es Stunden, Tage – er wußte es nicht – ganz erschöpft auf einer Palmeninsel landete, einer Trauminsel im Meer, auf der er sofort einschlief, so müde war er. Als er endlich aufwachte und sich so alleine fand, einsam und hungrig, fing er an zu weinen, aber schon nach wenigen Tönen hielt er mit seinem Seehundheulen inne. Während ihm noch die dicken Tränen über das Gesicht liefen, spürte er eine Veränderung – seine Heultöne waren schön, sie klangen lieblich –, es war ein Singen. Das wurde ihm klar, und sofort sang er in allen Tönen, zärtlich, sehnsuchtsvoll – so eindringlich, daß von allen Seiten die Tiere des Meeres und mit ihnen die Meertöchter auftauchten. Die Meermädchen hatten Algenkränze in ihren Haaren, verziert mit bunten Muscheln, der dicke Hummer spielte sofort die Baßgeige, die Krebse machten Scherenmusik und die Fische tanzten dazu einen Reigen, obwohl man immer behauptet, sie könnten nichts hören. Das war eben auf dieser Trauminsel alles anders. Robby sang und sang, bis das ganze Meer rings um die Insel herum in Aufruhr war. Alle sangen und spielten mit – es war ein Singfest geworden.
Die Meermädchen brachten dem singenden Seehund wunderbares Futter. Robby sang, bis er ganz müde war. Er fiel dann für viele Stunden in den Schlaf. Noch schlafend spürte er, daß etwas an ihm und in ihm geschah. Erinnerungen stiegen auf, von einer Seehundbank, seiner Mutter, seinen Geschwistern. Als er aufwachte, konnte er denken. Er vergaß das Singen und dachte – immer wieder fiel

er in einen Denkschlaf, und schließlich sang er sehnsuchtsvoll seine Gedanken an die frühere Zeit. Wieder hörten die Tiere des Meeres zu. Die Meertöchter streichelten ihn, da wurde das Denken noch intensiver. Der denkende Seehund hatte Wünsche, die er nicht in Worte fassen konnte, so sehr er sich auch bemühte. Poseidon, der Meeresgott, wußte Rat. Als die Meertöchter ihm – dem Meeresgott – die Robbygeschichte erzählten, sagte er: »Robby fehlt eine Seehundfrau. Er ist jetzt alt genug und kann nicht mehr allein sein, er braucht eine Frau.« Er schickte die Meermädchen mit einem Zaubernetz aus, Robbine zu suchen. Alle Meeresbewohner halfen dabei, sie waren still – und als der Mond über das Wasser glänzte, fanden die Meermädchen die schlafende Robbine auf der Schlafinsel im Meer. Sie wurde geweckt, ins Netz gelockt, und Robbine, die herausschwimmen wollte, schwamm und schwamm immer weiter in dem Netz, das sich schnell vor ihr her bewegte, bis sie endlich die Insel mit dem singenden, denkenden Seehund Robby erreichte. Da zogen die Meertöchter das Netz ein – Robbine bestaunte Robby – und er, der Seehund – bestaunte Robbine, und dann fielen sie sich in ihre Seehundflossen und tanzten einen glücklichen Reigen; das Meeresorchester fiel harmonisch ein.

Noch am selben Tag wurde die Hochzeit gefeiert – es war ein Fest – ein Wiegen und Wogen –, Robby und Robbine wurden von den Wellen geschaukelt, gewirbelt – mal in die Höhe geschleudert, im nächsten Moment waren sie im Weltenall – und dabei waren sie sehr glücklich. Das ganze Hummerorchester war angetreten, die Meeressinfonie wurde von Muscheltönen eingeleitet – auf und ab, fern und nah klangen musikalische Ausrufungszeichen, von Robby und Robbine durch Einzelarien unterbrochen aa ... aaa ... e ... eee ... ii ...

oo … oooo … und uu … uuuu …
Die Meertöchter sangen den Schlußchor. Als Festschmaus gab es Meerwein, Algensalat und Hummermayonnaise mit Krabbenfilet – alles sehr köstlich. Als der Vollmond am Himmel stand und das Meer in tausend Farben sprühte und weit leuchtete, waren Robby und Robbine Mann und Frau – sie legten sich zur Ruhe nieder und mit ihnen alle, die gefeiert hatten. Die Meermädchen schwebten schlafend in der See, die Hummer hatten sich in den Sand gebuddelt, die Fische lagen ruhig im Wasser, das Meer war glatt und spiegelnd, nur der Wind säuselte noch seine Geschichte über das, was er gehört und gesehen hatte. Dabei berichtete er von den Seehundbänken vor Sylt und vom Norden der Meere, von den vielen Seehunden, die dort beheimatet waren.
Im Schlaf des singenden, denkenden und liebenden Seehundes Robby und seiner Frau Robbine stiegen Bilder auf – die beiden träumten von fernen heimatlichen Zonen. Daher konzentrierten sie sich in den nächsten Tagen sehr auf das Denken – ohne zu wissen, was dabei herauskam. Immer wieder lagen sie still und versonnen am Strand und schauten in den Himmel, auf das grün-goldig schimmernde Wasser, und warteten auf etwas. Sie konnten nicht einmal sagen, auf was. Von Zeit zu Zeit schlossen sie die Augen, hörten auf das Brausen des Meeres, waren still und ruhig – und dachten. Vollkommen ruhig, gelöst, entspannt versanken die beiden in die Stille des Denkens. Robbine hatte inzwischen alles gelernt, was Robby vorher schon konnte – singen, denken –, und da sie von der Schlafinsel kam, konnte sie sogar im Schlaf denken. Und dabei kam alles heraus.
Robbine erkannte die Sehnsucht nach der Heimat, nach den Artgenossen, und versuchte, das Land ihrer Väter im Traum zu sehen. Sie sah und erkannte Brüder und Schwe-

stern und den alten König der Seehunde. Dieser schaute mit einem Seehundfernrohr und einem bestimmten Seehundblick in die Ferne und wartete auf einen Nachfolger. Robbine hörte im Traum das Rufen – kommt, kommt bald, ich bin schon alt –, selbst aus dem Meer kam dieser Ruf als Echo zurück.
Poseidon beschloß wieder einmal, der Sippe der Seehunde zu helfen. Wer konnte ein Volk besser regieren als ein singender, denkender, sprechender, liebender Seehund. Poseidon versprach, Robby und Robbine auf der weiten Reise beizustehen. Sie erkannten ihren Auftrag und beschlossen, die Insel des Friedens, des Singens und des Denkens zu verlassen, um das Land der Väter aufzusuchen. »Meine Meermädchen geben euch das Geleit«, sagte Poseidon, »das Meer flutet euch in die Richtung zur Heimat, das Meeresorchester spielt zum Abschied, und wenn ihr mit Mut durch die dunklen Gründe schwimmt, in die noch kein Sonnenstrahl gedrungen ist, habt ihr es geschafft. Da allerdings seid ihr alleine. Und Robby, ich rate dir zu singen, und denke dabei: ›Wir kommen sicher nach Hause‹, und keines der in den dunklen Gründen lebenden Ungeheuer wird euch etwas anhaben können.« Nach diesen Worten wurden die Wellen des Meeres hochgepeitscht – die Schwanzschläge der Ungeheuer sollten Robby und Robbine erschrecken. Sie aber sprangen mutig ins Meer – im gleichen Augenblick spielten alle Meeresinstrumente den Abschiedsgruß. Dann war alles still – ruhig –, konzentriert. Friedvoll schwammen Robby und Robbine der Heimat zu. Kaum störte sie das Rollen in der Tiefe des Meeres, auch behielten sie im schwärzesten Wasser die Richtung bei, sie schwammen unbeirrt ihren Weg, voller Vertrauen auf das Ziel. Und dies erreichten sie schneller, als sie gedacht hatten. Am Morgen des siebten Tages brach flutendes Sonnenlicht durch die Dunkelheit, und

in der Abendsonne dieses Tages erreichten Robby und Robbine ihr Heimatland. Auf einer Seehundbank vor Sylt lagen und saßen viele Seehunde. Sie bellten zornig auf, als sie die Neuankömmlinge erblickten, und wollten ihre Landung verhindern. Aber der älteste ging ihnen entgegen mit den Worten: »Nun kommt ihr endlich, ich habe euch erwartet.« Robby erkannte seinen Vater, den König der Seehunde, und erzählte ihm seine Geschichte. Seine Mutter war auch da. Er sprach und sang so gut und so wunderschön, daß sich alle Seehunde um ihn scharten. Nach dem Abschied des alten Königs wählten deshalb alle Seehunde Robby zum König und Robbine zur Königin. Denn einen so klugen, singenden, denkenden, liebenden und über der Situation stehenden Seehund hatten sie noch nicht zum König gehabt. Alle Seehunde feierten ein großes Fest, sie robbten, tanzten, hörten das Singen und waren froh. Als der Vollmond am Himmel stand und wiederum das Meer weit hinaus glänzte, fielen alle Seehunde in einen glücklichen Schlaf.

Die Zauberschlange Lyra

Da liegt es nun – ein einfaches Stück Holz am Strand. Es wurde mir von den Wellen vor die Füße gespült. Als ich näher hinschaue, sehe ich eine Schlange mit großem dunklem Auge, gewundenem Körper. Sie sieht geradeso aus, als ob sie davongleiten wolle. Sie windet sich auf dem nassen Sand, ich kann ihr kaum folgen, so schnell ist sie – es ist die Zauberschlange Lyra. Sie wartet auf die Kinder des Zauberflugzeuges, um ein Geheimnis zu verraten. Das zeigen ihre Bewegungen. Auch fangen wir ihre Gedanken auf, ohne daß ein Laut zu hören ist. Wir schweben herbei, vollkommen ruhig, gelöst, entspannt. Jetzt kommen wir an der großen Doppelbuhne auf Sylt an, da verschwindet sie schnell in der Tiefe.
Wir alle warten, ob und was geschieht.
Ihr liegt vollkommen ruhig, gelöst, entspannt. Eure Augen sind müde, von fern her hört ihr das Summen des Zauberschiffes OM OM OM OM, babababababebebebebibibibibibiii, und da ist es auch schon, denn aus dem Zauberflugzeug ist nun das Zauberschiff geworden, in das ihr auf einem Silberband hineinschwebt. Dann sinkt das Schiff in die Tiefe des Meeres – ganz leise, langsam. Ihr seid schwer, und vollkommen ruhig beobachtet ihr, was um euch herum vorgeht.
Ihr seht die grüne Algenwiese, große und kleine Fische schwimmen um eine Muschelbank herum, das Sonnen-

licht läßt das Wasser grün-gelb schimmern, und im Schein der Meeresampeln – das sind die leuchtenden Quallen auf dem Seetanggrund – erkennt ihr die Meereslandschaft.
Plötzlich seht ihr die Seeschlange Lyra gleich einem leuchtenden Strahl durchs Wasser gleiten. Sie bestimmt jetzt den Kurs des Schiffes, dabei wechselt sie ständig die Farbe: rot, orange, gelb, grün, blau, violett, alle Farben gemischt blitzen auf.
Wir sind vollkommen ruhig, müde, das Schiff gleitet jetzt schnell dahin – wir schlafen ein.
Ruhig atmen, ruhig schlafen, keiner weiß, wie lange wir durch das Meer gleiten, wir sind ruhig und fröhlich, wohl wissend, daß uns das Zauberschiff, das babebi, wieder sicher zurückbringt. An der Schiffswand sind bunte Knöpfe, die wir nur mit dem Wunsch zu drücken brauchen, um das zu essen oder zu trinken, was wir möchten.
Ob Eis mit Schokoladensauce oder Pommes frites, alles wird nach Wunsch geliefert. Ihr müßt euch nur euren Wunsch vorstellen, dann geht er in Erfüllung.
Und weiter geht die Fahrt. Im Schiff leuchtet ein Licht auf, draußen ist es dunkel; es klingt der Chor der Meergeister zu uns herüber, unterbrochen von heftigen Pfeiftönen – sie zeigen die Nähe des Meeresschlosses an. Wir können es noch nicht sehen, merken aber, wie das Licht in allen Farben intensiver wird, und dann haben wir ein merkwürdiges Bild vor uns:
Vor dem Eingang des Schlosses ist ein bewegliches Lichterbündel, wie ein züngelndes Feuer, wir sehen alle Farben in allen Richtungen schwingen, die Flammen, sie rekken und strecken sich, nach oben, zur Seite, nach unten, jedoch sie können nicht ausbrechen, sie sind in der Mitte festgehalten. Und als wir näher hinschauen, bemerken wir die Ähnlichkeit mit Lyra, der Zauberschlange. Und da

ist sie auch schon, unsere Zauberschlange; sie spricht uns an durch ihre Bewegungen, reckend, streckend, kreisend, sich überschlagend, wirbelnd, dann wieder ruhig liegend bittet sie uns, das Strahlenbündel der Zauberschlangen zu umkreisen. Und wer ist so mutig, da hineinzuspringen? Wir alle sind mutig, aber wir möchten den Grund wissen. Und die Zauberschlange Lyra erzählt ihre Geschichte.
»Vor vielen tausend Jahren«, so teilt sie uns ihre Gedanken mit, »bestimmte der König der Meere, daß die Zauberschlangen Ordnung im Meer halten und die Menschen um Hilfe bitten sollten, wenn das Meer oder seine Bewohner in Gefahr seien. Dies aber will der Meeresteufel verhindern. Daher hat er bei einer passenden Gelegenheit die Zauberschlangen als Feuerschlangen festgehalten, mit einem Meeresmagneten von besonderer Kraft.«
»Sollen doch die Menschen Teer, Öl, Unrat und Abfälle ins Meer werfen, ich will die Vernichtung«, sagte der Meerteufel, und ehe noch Poseidon eingreifen konnte, schlug er die Zauberschlangen in seinen Bann. »Nur mich, Lyra, hat er nicht einfangen können, da ich gerade auf einem Erkundungsschwimmen war.«
Das Wasser wird immer trüber, zwar noch nicht sichtbar für euch alle, aber die Fische sterben aus. Die große Meereswiese hat bereits häßliche Teerberge, und Meerschaum – einst weiß wie Schnee – schäumt gelb vor Schmutz an die Strände. Wir Zauberschlangen können helfen, wir klären im Zauberhafen das Wasser, aber wir brauchen Hilfe, wir müssen Botschaften – hilfreiche Gedanken – an die Menschen senden, damit auch sie etwas tun, um das Meer und seine Bewohner zu retten.
Und jetzt ist es soweit: Alle, die um die Gefahr des Meeres wissen, müssen ihre Kräfte einsetzen, es hell und klar zu machen. Sie müssen handeln!
In diesem Augenblick werden Eure Gedanken von Donner

und Blitz in der Tiefe des Meeres begleitet. Lichterfeuer in allen Farben glühen auf. Strahlen rauben uns jede Überlegung. Wir gehen auf das Strahlenbündel zu, ja, sogar mitten hinein. Und die Strahlen können uns nichts anhaben. Die Feuerschlangen werden frei und schießen mit der Geschwindigkeit des Lichtes davon, sie eilen an ihre Aufgabe.

Wir aber fallen auf der Stelle in einen tiefen Schlaf, glücklich, daß die Kräfte unserer Gedanken an einem Werk – wie dem der »Rettung der Meere« – mitarbeiten konnten.

Vollkommen ruhig, gelöst, entspannt sind wir schwer und warm, das Herz schlägt ruhig und gleichmäßig, Atmung ganz ruhig.

Wir vertrauen der Zukunft …

Besuch der Geisterbahn

Heute fällt euch etwas Lustiges ein – ihr möchtet gerne einmal zur Geisterbahn auf dem großen Jahrmarkt der Welt, von der ihr schon lange träumt. Ihr summt das Zauberauto, das babebibo, herbei. OM OM OM.

Ihr legt euch hin, vollkommen ruhig, gelöst, entspannt. Die Augen sind geschlossen. OM OM OM.

Es ist Mitternacht, alle schlafen, nur ihr geht mit dem Zauberauto auf die Traumreise. Schon von weitem seht ihr in der Gegend des Jahrmarktes bunte Luftballons – rote, blaue, gelbe, die sich im Winde hin und her bewegen, hoch aufsteigen und wieder sinken. Ständig ändern sich ihre Formen und Farben, aber immer kommt in den tanzenden Farbkreisen das Wort »Geisterbahn« heraus. Es ist, als ob jemand sie an unsichtbaren Fäden führte und immer wieder zur »Geisterbahn« zusammenfügte.

Und nun seid ihr da! Das babebibo nimmt Kurs auf die Geisterbahn, aber – »STOP« schreit ein hölzernes Gespenst und richtet sich groß auf. Es scheint ein Besen mit hölzernen Armen und Beinen zu sein, auch trägt es bunte Lappen. Sie haben die Farben der Luftballons und hängen lose auf den Stöcken.

»Hier kommt ihr nicht hinein! Die Geister haben Ruhepause, das Tor öffnet sich nur über mich!« »Du wirst gleich sehen, wie sich das Tor öffnet«, lacht unser Auto.

»Ich bin ein Zauberauto und fahre mit Mut.« »Das nützt dir gar nichts«, schreit das hölzerne Gespenst und wächst zusehends schnell in die Länge. Es wird so lang, daß sein Kopf, auf dem eine große runde Stahlplatte als Hut sitzt, schon bald die Tür überragt.
»So kann doch keiner durch«, denkt ihr schon, aber euer babebibo steigt noch höher, verkleinert sich und paßt sich der Hutplatte an, auf der es wie der Blitz im Kreis seine Runden dreht. Das hölzerne Gespenst stöhnt, sinkt zusammen, ganz langsam, wird kleiner. Das babebibo kreist weiter, langsam sinkend. Als ihr wieder auf dem Boden ankommt, gibt es einen lauten Knall, der hölzerne Besen ist besiegt, verschwunden – er hat sich aufgelöst.
So einfach ist es also, wenn man ein Zauberauto ist. »Spuk kann man immer besiegen«, ertönt es im Summen unseres Autos. »Ihr seid mutig und frei wie ich«, summt das Auto und nimmt Anlauf auf die zweite Tür, die die Geisterbahn verschließt.
Vor dieser Tür wacht ein buntschimmerndes Krokodil, das reißt sein Maul auf, gähnt und brüllt genüßlich dem babebibo entgegen. »Es nützt dir nichts, daß du ein Zauberauto bist, ich werde dich fressen.«
»Mich fressen!« Das babebibo lacht vor Vergnügen. Und ihr fühlt euch sehr sicher, als es antwortet: »Dann muß schon etwas anderes passieren. Ich bin mutig, und ich mache gleich das Tor auf.«
»Nur über meinen Rücken«, antwortet das Krokodil, das jetzt vor Ärger mit dem Schwanz Feuer schlägt und sein grün- und gelbschimmerndes Maul aufreißt, aus dem ebenfalls Flammen kommen.
Unser Zauberauto aber fährt bedächtig, nachdem es seine Größe und Form dem Krokodil angeglichen hat, über dessen Rücken und macht von des Krokodils Kopf einen Startsprung gegen das Tor, das mit einem lauten Knall

aufspringt. Im gleichen Moment platzt das Krokodil – es ist einfach aufgelöst, nicht mehr da.
»Das war ein Angstmacher«, erklärt der unsichtbare Kapitän des Zauberautos. »Nichts steckte dahinter, gar nichts. Man muß nur seinen Weg gehen.« Ihr, die ihr voll Staunen diese Szenen miterlebt habt, seid nun gespannt, ob und wie ihr die Geisterbahn erreicht.
Und da liegt am dritten Tor zur Geisterbahn ein Hund, ein braun-schwarzer ziemlich großer Hund mit einem gelben und einem blauen Auge. Beide schießen Blitze auf das Auto, doch keiner hat die feuerentfachende Wirkung, auf die der Hund Geia wartet. Er drückt mit den Pfoten auf seinen Bauch, auf seinen Kopf, aber nichts passiert. Das Zauberauto steht ruhig, schwebend vor der Tür.
Plötzlich ertönt ein Gebell, als ob nicht ein Hund, sondern 1000 Hunde das Auto überfallen wollten. Wieder blitzt es, Lichtwellen umzucken das babebibo, gefolgt von gellenden, langanhaltenden Donnerschlägen. Danach tiefe Dunkelheit. Aber als es wieder hell wird, fragt der Kapitän den Hund: »Du Plüschtier der Neuzeit mit einem Elektronengehirn und Radarantennen, komm doch als Hilfspilot zu mir in unser Zauberfahrzeug. Du hast Mut, Du kannst sogar denken. Du kannst bei mir viel lernen und Deine Funkgedanken besser ausnützen, als eine Geisterbahn zu bewachen.« Der Hund Geia knurrte, murrte, bellte, dann war er still und bat sich Bedenkzeit aus. Er konzentrierte sich.

Er war vollkommen ruhig, er dachte nach und
er behielt einen kühlen Kopf!

Denn als er sich alles überlegt hatte, bellte er ein freudiges »Ja, ich komme mit« und war in Gedankenschnelle im Inneren des Zauberautos.
Ihr begrüßt ihn freundlich, den Hund, der euch auch bei künftigen Reisen begleiten wird und sicher nützen kann.

Und mit Geias Hilfe vollzieht sich jetzt der mitternächtliche Start auf die Geisterbahn. Wie aus einer Rakete geschossen, jagt ihr eine schmale Fahrbahn mit vielen Kurven in die Tiefe, bis ihr einen unterirdischen Tunnel erreicht. Hier geht die Fahrt an einem erleuchteten See vorbei, und alle Augenblicke springen Tiere, Fische aller Arten in die Höhe, um zu sehen, wer ihre nächtliche Ruhe stört. Das Bellen von Geia beruhigt sie sofort, und so verläuft die Fahrt im Höhlen- und Seengebiet ungestört.

Die zweite Strecke führt auf einer Ebene durch dichtesten Urwald. In grün-gelbschimmerndem Licht leuchten Tigeraugen vor uns auf, Leoparden springen über das babebibo hinweg, Löwen brüllen und Elefanten trompeten durchdringend. Sie kommen, um das Auto zu sehen. Der Kapitän und Geia sorgen für freie Fahrt, und ihr erlebt einen Weg durch den Urwald. Ihr fühlt euch sicher und geborgen. Ihr seid innerlich vollkommen ruhig und wartet auf die dritte Station.

Eisengestänge, Apparate, Kessel, Dämpfe, helle und dunkle, lange und kurz aufklingende gedehnte Töne umfangen Euch.

Irgendwo Klopfen – Stille –, ein Nichts. Maschinen mit Apparaturen, Rasseln von Ketten, das alles umgibt euch. Ihr seht keinen Menschen, nichts. Es ist, als ob die Maschinen da Antwort auf eure Fragen geben. Sie stampfen, sie zählen, sie notieren, und plötzlich seht ihr den einzigen beweglichen Überwacher der Technik: Es ist ein Roboter! Schwer ist sein Gang, bedächtig sind seine Bewegungen. Er kann alles, was ein Mensch kann. Er hat Arme, Beine, Hände, Füße. Sein Kopf ist eine Maschine, gespeichert mit Zahlen, mit Wissen aus der Vergangenheit, wichtig für Gegenwart und Zukunft. Er hat die Aufgabe, bestimmte Dinge zu tun. Darauf ist er programmiert. Geia ist unruhig, er springt heraus und bellt den Roboter an – das steht nicht im Programm. Olu, der Roboter, steht einen Augenblick still, weiß nicht, was er machen soll. Er verliert ein paar Schrauben, sie fallen aus seinem Mund. Geia erkennt die Schwierigkeiten und bringt die »Technik wieder in Ordnung«. Da geht der Roboter Olu, dreht sich noch einmal um und nickt. War das vielleicht ein Dankeschön? Und Geia bellt, es klingt traurig. Diese Station der Geisterbahn macht euch nachdenklich. Das babebibo saust jetzt mit der Geschwindigkeit des Flugzeuges durch ein Wolkenmeer – ein lustiges Stück der Geisterbahn. Hier scheint die Sonne, im nächsten Augenblick regnet es. Aber nicht nur Regentropfen fallen aus den Wolken, sondern auch Nüsse, Äpfel, Bonbons – sogar Eisschleusen haben sich geöffnet. Und dann merkt ihr, daß ihr alles sehen und greifen könnt, was ihr wollt. Ihr denkt, was ihr wünscht.

Ihr müßt euch nur darauf konzentrieren. Als das Zauberauto als Zauberflugzeug – als babebibobu – die Wolken durchdringt und der Kurs nach Hause eingestellt ist, seid ihr müde.

Ihr habt viel gesehen und erlebt. Ein Roboter möchtet ihr nicht sein. Aber immer mutig, frei und froh sein – das möchtet ihr.

Das Zauberreich der Fische

Am Ufer des Sees liegt unser Zauberschiff, das babebi, und schaukelt auf den Wellen, es wiegt sich hin und her.

»Steigt ein«, ertönt die Stimme des Kapitäns, »heute gehen wir auf die Reise in das Zauberreich der Fische. Dort kann man alle Fische sehen, die es überhaupt auf der Welt gibt. Große, kleine, dicke, dünne und bunte Fische – in allen Farben und Formen könnt ihr sie erleben.«

Ihr schwebt in das Schiff hinein, es ist vollkommen durchsichtig, ihr habt Ausblick nach allen Seiten, auch in die Tiefe. OM OM OM,

der bekannte Summton erklingt, das Schiff gleitet rasch und leise dahin.

Ihr träumt.

Ihr träumt dem Zauberreich der Fische entgegen. Vollkommen ruhig, gelöst, entspannt.

Schwer, warm.

Ihr legt eine Hand auf den Bauch und spürt den Atemberg und das Atemtal.

Vollkommen ruhig, auf und ab, atmet ihr im Rhythmus des Wiegens und Wogens.

Immer schneller bewegt sich das Schiff in Richtung des Stillen Ozeans. Plötzlich ertönt ein musikalisches Summen. Es ist, als ob das OM in vielen Wellen, in vielen Tönen im Meer gesungen und gespielt würde. Und da sehen

wir auch schon die vielen, vielen Fische. Nichts als Fische um unser Schiff herum. Sie haben sich zu bunten Reigen zusammengeschlossen, sie tanzen auf und ab.
Und jetzt wird unser Schiff zum Tauchboot.
Wir gleiten in die Tiefe, immer schneller und schneller, begleitet von den Fischen. Ihre Farben und Formen machen uns Freude.
Sie singen uralte Meereslieder und freuen sich, daß wir sie verstehen. Das ist erstaunlich, denn man behauptet doch immer, daß Fische dumm und stumm sind.
Aber im Zauberreich der Fische sieht das anders aus. Jetzt merken wir, daß sie sogar unsere Sprache verstehen. Sie tanzen die Buchstaben unseres Alphabetes a – e – i – o – u und schwingen sich als bunte Buchstaben um unser Boot.
In der Ferne schwimmt ein Schloß, es besteht aus vielen bunten schillernden Steinen und herrlichen Korallen. Es ist das Festschloß der Fische. Immer neue Fische kommen heran, und wir erfahren, daß gerade heute die Fische ihr 1000-Milliarden-Fest feiern. Alle Pflanzen des Meeres kommen uns entgegen – Algen, Seetang, rot, grün, wunderbare Blumen –, alle Gewächse, die überhaupt im Wasser zu Hause sind.
Nun aber geschieht etwas Unerwartetes.
Um uns herum wird es ganz dunkel, denn es wälzen sich – gerade noch sichtbar – vor unseren Augen Meeresungeheuer vorbei. Tintenfische verspritzen ihre dunkle Tinte, Kampffische wühlen den Meeresgrund auf. Man hat dasselbe Gefühl wie bei einem schweren Gewitter.
Wo führt das hin? Die Frage wird im gleichen Augenblick beantwortet. Ein dicker, großer, blau-gelb gefärbter Fisch – der Zauberfisch – kommt angeschwommen, umgeben von hellem Licht.
Er zieht ein Auge hoch – und schon ist das Wasser wieder

hell und klar. Er zieht das andere Auge hoch – da wälzen sich die Ungeheuer um uns herum eiligst davon.
In den Flossen trägt der Zauberfisch jahrtausendealte Muscheln, Algengewächse, Schlingpflanzen, und als Krone hat er eine herrliche Südseemuschel auf dem Kopf.
»Ich bin so alt wie die Welt, ich stamme aus der Eiszeit, ich war und bin der König aller Fische in allen Zeitaltern. Ich sehe die Zukunft vor mir, in denen wir Fische uns mit den Menschen in bestimmten Wellenlängen verstehen. Ich sehe die Entwicklung von Menschen und Tieren, ich erkenne die Lebensform der nächsten tausend Jahre. So freue ich mich über euren Besuch«, spricht der König der Fische, »aber nun fahrt zurück und nehmt euch zum Andenken eine von den Muscheln mit, die schon 10000 Jahre alt sind.«
Wir legen uns gemütlich zurecht, während das Zauberschiff den weiten Weg nach Hause zurückgleitet, und sind ganz ruhig, gelöst, entspannt. Als wir zu Hause aufwachen, freuen wir uns, einmal die ganze wunderbare Welt des Meeres kennengelernt zu haben.

Das Zauberauto in der Wüste

Sicher würdet ihr alle gern einmal in die Wüste fahren, sie wenigstens einmal sehen, darum geht die Reise heute in die großen Wüsten der Welt – in die Wüste Gobi und in die Sahara.
Wir rufen das Zauberauto herbei – das babebibo – und beim Summen der Silbe

OM OM OM OM

senkt es sich vor uns ab. Es ist ein dickes Auto, es gleicht mehr einem Jeep als einem Auto, hat dicke breite Kotflügel, große Scheinwerfer und stabile große Räder. Ihr habt Vertrauen zu unserem Auto, und ihr schwebt hinein. Das haben die Zauberfahrzeuge so an sich, daß man schwebend ein- und aussteigt. Und diesmal müßt ihr gleich lachen, das babebibo wackelt vor Vergnügen, seine beiden Kotflügel verziehen sich zu einem breiten Grinsen, und mit den Scheinwerferaugen gibt es ein lustiges Hin- und Herblinken. »Nun kommt schon, seid mutig«, tönt es aus dem Inneren des Autos, das für jeden von euch genug Platz hat. An der Wand hängen Trinkschläuche und Eßboxen. Ihr kennt sie schon, braucht ihr doch nur euren Wunsch zu denken, schon könnt ihr essen und trinken, was ihr möchtet. Das beruhigt natürlich sehr, wenn man auf eine weite Reise geht. Und die Reise ist wirklich weit. Kaum sind die Türen zu, beginnt das Auto auf einer Wunschstraße zu fahren, es fliegt mehr, als es fährt. Wer die Wüste kennt, weiß, daß man dort ein gutes Wüstenauto haben muß, um die Landschaft und die Menschen zu erleben. Und unser Auto ist perfekt, geräumig und ein Wüstenkenner.

Das Auto nimmt Kurs auf die Wüste.

Auf dem Weg dorthin beginnt ihr zu träumen. Ihr seid gelöst, entspannt, trotzdem voller Erwartung – also auf die Wüste konzentriert.

OM OM OM OM.

Das Summen wiegt euch in den Schlaf.

Ihr seid gelöst, entspannt.

Ihr seid ganz schwer, ganz schwer liegt ihr in dem Auto. Ihr fühlt euch schwer, warm und behaglich, das Summen macht euch immer müder. Ihr atmet ruhig aus und ein. Ihr legt eure Hand auf den Bauch und spürt den Atemberg, das Atemtal.

Ruhig, gelöst, entspannt atmet ihr hin und her. Ihr schlaft ein Weilchen.

Aber dann seht ihr die Wüste, denn das Auto ist nach allen Seiten durchsichtig. Der Himmel ist blau und klar, nicht eine einzige Wolke ist zu sehen. Um euch herum nichts als Sand, Sand, Sand! Und als das babebibo wie ein Flugzeug einmal hoch in die Luft steigt, seht ihr auch das Tote Meer. Wie ein Spiegel schimmert es in der Sonne.

Und als ihr gerade enttäuscht seid, nicht *mehr* zu erleben, da seht Ihr in der Ferne eine Staubwolke. Das Zauberauto ruft: »Achtung links«, und da habt ihr auch schon eine Karawane im Blickfeld, eine Karawane von vielen Kamelen und Nomaden. Die Kamele sind schwer beladen. Ihr möchtet näher herangehen und mit den Wüstenmenschen sprechen, aber kaum habt ihr das gedacht, da seht ihr, wie diese Wüstenmenschen einen Kreis bilden und versuchen, euch und das Auto einzufangen. Aber sie können es nicht, denn eine unsichtbare Glaswand, die das

Zauberauto herunterläßt, hält sie auf. Diese können sie nicht durchbrechen, weil sie so etwas noch nie gesehen haben.

Die Wüstenbewohner, die nun nichts mehr begreifen und in dem Ungetüm von einem Auto auch einen Zauber erkennen, bleiben unbeweglich auf dem Wüstensand liegen.

Das Zauberauto steigt in die Höhe, man ist draußen froh, daß der Spuk verschwunden ist.

Aber was müssen sie jetzt erleben – da greift doch eine eiserne Hand aus dem linken Vorderrad in einen Sack mit Stoffen und wirbelt einen dicken blauen Seidenballen in die Höhe, so daß die blaue Seide wie eine Fahne im Wind weht.

Die andere Hand, aus dem rechten Autorad, sucht sich einen Wasserschlauch und spritzt die Karawane naß, aber nicht ohne vom Auto wieder Wasser nachzufüllen – denn Wasser ist knapp in der Wüste.

Die Wüstenmenschen staunen, sie wissen nicht, wie sie sich das erklären sollen. Ein Auto, das man nicht angreifen kann, das einfach verschwindet, Stoffe, die unsichtbar ausgepackt werden und plötzlich in der Luft schweben, Wasser, das verspritzt wird, ohne daß eine Wolke da ist – das ist zuviel für sie. Erschrocken bleiben sie auf dem Boden liegen, das Gesicht der Erde zugewandt.

Ihr umkreist noch einmal die ganze Karawane. Das lustige Zauberauto – das Wüstenbabebibo – schüttelt sich vor Lachen, ehe es wieder auf der unsichtbaren Luftstraße, eben über dem Boden schwebend, der Heimat zustrebt. Ihr legt euch hin – ihr seid schwer – müde – gelöst – entspannt.

Das Zauberauto hat euch viele Bilder geschenkt, die ihr jetzt mit eurem inneren Auge sehen könnt.

Und dann landet ihr zu Hause.

Ihr wacht auf, reckt und streckt euch!

Und ihr seid glücklich und froh über alles, war ihr gesehen und erlebt habt.

Besuch im Urwald

Heute habt ihr Lust, den Urwald zu besuchen. Sicher wißt ihr alle, was das ist. Ein fast undurchdringliches Dickicht aus uralten, riesigen Bäumen, Lianen, meterhohen Farnkräutern und Schlingpflanzen. Die Indianer können nur mit Hilfe von Buschmessern, mit denen sie sich Pfade freischlagen, durch diese Urwälder gehen. Auch heute gibt es noch viele Urwälder: in Amerika, Afrika, Asien und auf vielen Inseln.

Ihr habt bestimmt schon viel von Indianern gehört und wollt sie sicher einmal sehen. So kommt mit auf die Reise in den Urwald. Wir singen und summen unser Zauberflugzeug – das babebibobu – herbei.

OM OM OM.

Wir liegen ganz ruhig, gelöst, entspannt.

Vollkommen ruhig.

Schwer, warm.

Unser babebibobu fliegt schnell seinem Ziel entgegen. Das gleichmäßige Summen macht uns müde.

OM OM OM.

Ihr seid müde – schwer – gelöst – entspannt.

»Achtung, Achtung!« tönt die Stimme des unsichtbaren Kapitäns in unserem Zauberflugzeug. »Wir gehen im Gleitflug über den Waldplatz der Indianer. Seht ihr das Feuer unter euch? – Richtig!«

Um ein mächtiges Feuer, mitten auf einem großen Platz,

sitzen viele Indianer mit ihrem prächtigen Federschmuck und den bunt bemalten Gesichtern. Rings um den Platz ist Wald, wie es scheint der dichteste, den ihr je gesehen habt. Schwarz und undurchdringlich sieht er aus. Das Zauberflugzeug babebibobu kreist um den Platz – aber kein Indianer hebt den Kopf.

»Wir sind unsichtbar und unhörbar«, flüstert das babebibobu und schwebt nahe am Waldrand auf einer Wiese ein, in der die Gräser größer sind als die Menschen.

Nun schleichen wir alle zusammen zum Feuerplatz, ganz leise und unsichtbar, wie wir wissen. Wir gehen ganz nahe an den Indianern vorbei. Sie hören das Holz knakken, spähen deshalb sofort nach allen Richtungen, greifen nach ihren Äxten, aber sie können keine Feinde entdecken.

Einige von den älteren Indianern rauchen Pfeife. Sie unterhalten sich leise.

Der Häuptling, bestimmt ein sehr weiser Mann, hat ganz klare Augen und sieht versonnen ins Feuer.

Nun spricht keiner mehr, dann aber erhebt sich der Häuptling und teilt seinen Stammesbrüdern mit, daß sie alle wahrscheinlich ihre Heimat verlassen müssen. Die Weißen wollen ihr Land haben, sie wollen Wälder roden, Fabriken bauen, sie sprechen von einem Wort, das heißt »Industrie«. Sie alle sollen mithelfen, diese Industrie aufzubauen. Ihr hört gespannt zu.

Merkwürdig, daß Ihr die Indianersprache verstehen könnt. Aber mit dem Mondstein, den ihr von eurer Mondreise mitgebracht habt, versteht ihr alle Sprachen der Welt. So hört ihr jetzt, wie viele Indianer murren, sie wollen ihre Wälder, die für sie die Heimat bedeuten, nicht aufgeben. Sie wollen aber auch nicht anders leben, sondern so, wie sie es gewohnt sind.

Aber der Häuptling spricht weiter und kommt mit seinen

Stammesbrüdern zu dem Ergebnis, daß jene gehen mögen, die es wünschen, alle anderen jedoch im Urwald bleiben.

Während dieser Beratung leuchtet der Mond so hell, daß man am Saume des Waldrandes Tiere erkennen kann, Tiere, die sich sonst nicht vertragen und gegenseitig anfallen. Aber heute scheint es eine Zaubernacht zu sein. Ihr seht Löwen und Tiger, Elefanten und Leoparden, Affen und sogar Schlangen. Ihre Augen funkeln im Lichte des Feuers, aber sie verhalten sich ganz ruhig, denn auch sie spüren, daß es um ihre Heimat geht.

Wir gehen wieder in unser sicheres babebibobu zurück, legen uns bequem zurecht und denken darüber nach.

Während der Fahrt schließt ihr die Augen, seht noch einmal den Urwald vor euch und kommt fröhlich zu Hause an.

Ihr seid vollkommen ruhig, gelöst, entspannt – und denkt euch die Geschichte weiter aus.

Die Traumreise zur Venus

Jeden Abend seht ihr einen hellen Stern. – Schon lange wolltet ihr die Venus besuchen und wissen, wie sie aussieht. Wir summen das Zauberflugzeug herbei, das babebibobu.

OM OM OM OM.

Eine Landefähre schwebt aus. Ihr schwebt in das Zauberflugzeug hinein. Ihr macht die Augen zu! Ihr seid gelöst, entspannt, stellt euch auf die Ruhe ein.

Vollkommen ruhig, gelöst, entspannt.

Ruhig gleitet das Flugzeug dahin. Es ist durchsichtig, ihr könnt überall hinschauen. In der Ferne seht ihr die Erde, sie sieht aus wie eine blausilbern schimmernde Kugel. Plötzlich sprüht es von Blitzen. Sie leuchten auf. Es ist, als ob ein dauerndes Feuerwerk stattfände. Ihr seht Lichtfontänen! Das Licht kommt in Wellen und Farben. Alle Wellen schwingen und singen. Jede Farbe hat einen Ton, und die Töne klingen herrlich zusammen. – Ihr kommt der Venus nun näher.
Ihr seht ein leuchtendes Gebirge und daneben leuchtende Seen. Ihr sucht nach Bewohnern. Plötzlich hört ihr einen wunderschönen Chor – es ist ein Lichtchor. Immer wieder blitzen tönende Körper wie helle und dunkle Instrumente auf. Als ihr noch näher an die Venus herankommt,

schwebt eine Landungsbrücke heraus. Sie ist aus lauter Licht. Ihr selbst werdet zu Lichtmenschen. Und als ihr die Venus betretet, könnt ihr die Bewohner erkennen. Sie begegnen euch in allen Farben und haben etwas Blitzendes an sich. Was ist los mit diesen Venusbewohnern? Sind sie nur aus Licht? Sie sind durchsichtig. Was denken, was wissen sie? Fragen über Fragen. Die gedachten Fragen werden beantwortet. Sie sind Licht, leben vom Licht, sie haben Gedanken von Millionen von Jahren gespeichert. Sie erzählen von der Weltgeschichte. Die Kugel Erde war eine große Wolke. Sie erzählen, wie Berge und Seen entstanden. In einem Lichtfilm könnt ihr das Leben der Menschen der Urzeit und Vorzeit erkennen, z. B. die »Neandertaler«. Die Venusbewohner haben sie alle im Film festgehalten. Auf alle Fragen kommen von dem Bildschirm die Antworten. Und ihr selbst denkt und sprecht in Lichtwellen.

Ihr seid mutig und frei, ihr dringt in die Sternwelt vor. Lichtgondeln kommen auf euch zu! Ihr schwingt euch hinein, und sofort fühlt ihr euch anders, ganz leicht. Die Kleidung ist hell, schimmernd, leuchtend und leicht. Ihr seid und ihr fühlt euch leicht.

Mit einer Lichtgondel geht es weiter. Ihr denkt und sprecht mit euren Strahlen. Ihr schwebt über leuchtende Gebirge, ihr seid selbst Lichtwesen. Ganz von selbst gleitet ihr zu einem See, der in allen Farben schimmert. Jede Farbe hat ihre Bedeutung. Dunkelblau stellen sich die Höhlenmenschen vor. Sie schweben über den See und geben euch auf alle Fragen Antwort. Im grünen Licht erkennt ihr Indianer, im roten Licht die Afrikaner und all die vielen Inselvölker. Sie erzählen euch Geschichten von »früher«.

Vollkommen ruhig, gelöst, entspannt laßt ihr die Vergangenheit an euch vorbeigleiten. Ein harmonisches Lichtorchester berichtet vom Leben längst vergangener Zeiten. Es ist, als ob über dem See ein Film abliefe. Alles, was ihr wissen wollt, könnt ihr sehen. Aus dem See steigen lebendig gewordene Erinnerungen auf. Es ist der »Gedächtnis-See«. Was eure Eltern nicht mehr wissen, könnt ihr von diesem See erfahren. So steht ihr eine Weile in Erinnerungen versunken, von Erinnerungsbildern angestrahlt.

Dann kommt ihr in das Gebirge der »Zukunft«. Ihr seht in einem Film den Menschen, wie er in vielen tausend Jahren lebt. Jeder Mensch hat seine eigene Lichtgondel vor der Haustür. Er denkt sich hinein und lenkt sie mit der Kraft seiner Gedanken, er ist unabhängig, frei. Alle Menschen, die in dieser Zeit leben, helfen sich gegenseitig. Sie können mehr denken als wir. Was wir erst lernen, können sie schon längst. Sie haben gelernt, wie man mit Lichtstrahlen umgeht, mit Energien der Sonne. Diese Venusmenschen können mit eigenen Flugzeugen in den Weltraum vordringen, so wie wir mit dem babebibobu.

Ganz ruhig schwebt ihr der Erde zu, vollkommen ruhig, gelöst, entspannt atmet ihr ruhig hin und her. Das babebibobu kann euch an jeder Stelle entlassen: in euer Bett, im Garten oder wo ihr euch niedergelegt habt für die Traumreise zur Venus. Die Lichtstrahlen sind von euch abgefallen, die Gedanken, die Ideen wirken in euch weiter!

Anleitung zum Vorlesen

1. Es ist günstig, wenn die Eltern, vor allem die Mutter, selbst das Autogene Training beherrschen, es ist jedoch nicht unbedingt Voraussetzung.
2. Zunächst sollten die hier vorliegenden Geschichten vorgelesen und dabei die Lieblingsgeschichten des Kindes herausgefunden werden.
3. Das Vorlesen der in den Geschichten verpackten Übungen mit der Einstellung auf die Ruhe, Gelöstheit und Entspannung, wie auf die konzentrativen Hilfen, sollte betont *ruhig, langsam* und *monoton* erfolgen.
4. Die Lieblingsgeschichte wird nun immer wiederholt, und Sie werden beobachten, wie Ihr Kind sich auf diese Geschichte einstellt, z. B. schneller einschläft.
5. Dann ist die Zeit gekommen, in der Sie selbst Geschichten erfinden, z. B. aus Erinnerungen schöpfen oder Wünsche ausmalen. Dabei hat es sich bewährt, »von früher« zu erzählen. Das, was man selbst erlebt hat und aus dem Gedächtnis wiedergibt, ist für die Kinder eindrucks- und wertvoll. Danach spricht die Mutter die in den Geschichten immer wiederkehrenden Formeln ruhig am Schluß der Erzählungen an:
   »Wir sind nun vollkommen ruhig, gelöst, entspannt« – und wenn das Kind schlafen soll:
   »Du bist müde, schlafe gut bis morgen früh.«
6. Nach einer gewissen Zeit hat das Kind gelernt, sich selbst

anzusprechen, sich selbst zu beruhigen, zu entspannen. Es baut sich nach einer kleinen Hilfestellung und Anleitung seinen Vorsatz ein:
Ich bin ruhig, ich schlafe gut, ich bin mutig, ich bin froh, ich mache meine Aufgaben, ich konzentriere mich, ich spreche klar und deutlich, ich freue mich jeden Tag, ich freue mich, daß ich lebe. Vorsätze sollten keine Negation, kein Nicht und kein Nein enthalten, kein Verbot aussprechen, sondern nur Wünsche, auf deren Erfüllung man hofft, enthalten.

7. Das Kind sollte immer die aus dem Autogenen Training bekannte Liegehaltung auf dem Rücken einnehmen.
   Abgesehen von diesem Weg zum Autogenen Training sollten Kinder das Autogene Training unter ärztlicher Leitung – einzeln oder in der Gruppe – erlernen, um dieses genauso selbstverständlich einzusetzen wie die Erwachsenen.

Unter ärztlicher Leitung ist es dann auch möglich, Organe wie Herz und Magen anzusprechen und so die vegetativ bedingten Störungen zu beseitigen.

Was Sie noch wissen sollten

Es ist eine Erfahrungstatsache, daß man Kinder beim Herbeisummen des Zauberflugzeuges ruhigstellen kann. Das schwingende, tönende, tragende und klingende OM beruhigt, ist ein ruhevolles Wachen – eine *»Ruhetönung«*. Sie fühlen sich in ihren Zauberfahrzeugen wohl behütet und bereit, die Formeln auf der Traumreise zu erleben und zu lernen.

Die nächste Stufe, die *SCHWERE,* erleben die Kinder durch das Liegen im Sand, auf einer Wiese, im Bett.

Schwer, warm, gelöst, entspannt – das bedeutet eine Kette beruhigender Faktoren.

Schwer wie ein Sack Kartoffeln,
schwer wie ein dicker Stein
versinken die Kinder in der Ruhe
und empfinden gleichzeitig die *WÄRME.*

Sie sind wohlig warm, empfinden die Wärme sowohl auf einer Wiese als auch auf einer Alm, im Gebirge oder am Meeresstrand. In ihrer Vorstellung scheint die Sonne. Dabei erleben sie auch ihr *HERZ.* Das Herz schlägt ruhig und gleichmäßig. Es paßt sich dem Rhythmus der Atmung an.

Die *ATMUNG* mit dem Ertasten und Erfühlen des Atemberges und des Atemtales wird als Atemvorgang selbstverständlich, also ganz natürlich – z. B. auf bewegtem Wasser – registriert.

Das Auf und Ab, das Wiegen und Wogen der Wellen auf

dem Meer oder auf einem See macht müde – löst, entspannt und führt zu einem passiven Atemerlebnis, zum Hineinhorchen in sich *SELBST*.
Die *BAUCHÜBUNG* – die Übung mit Organen des Körpers – läßt sich – abgesehen von Organvorstellungen – am besten in den Schwerpunkt der Geschichte verlegen, »Bauch strömend warm«. Immer, wenn diese Aufnahmebereitschaft gefordert wird, wenn die Außenreizverarmung größer und die Abstandsgewinnung vertieft wird, erfolgt eine Wendung nach innen, und das Kind findet *»SICH SELBST«*. Das geschieht besonders bei einer Entdeckungsreise auf dem Meeresgrund oder in der Tiefe des Urwaldes, immer dort, wo eine besondere Stille, eine gehaltvolle Ruhe den Menschen in seiner Vorstellungskraft umfängt.
Ob auf dem Meeresgrund, in der Wüste oder im Wald – immer wird das Kind auf den Weg zur eigenen Kraft geführt und empfindet dabei Stufe um Stufe das Organ, das es hier zu beeinflussen lernt. Die Kopfübung, die *KONZENTRATION* – also die Einstellung auf den Kopf –, z. B. im Märchen vom »Kopfberg« vorgestellt, kommt immer zum Ausdruck, wo Überlegenheit und dadurch bedingt schnelles Handeln in einer Situation nötig wird. Dabei werden vom Gemüt her die guten Kräfte angesprochen, die auch Ausgang für die sich formende Phantasie darstellen.

Sie können nun mit dem Vorlesen der Märchen beginnen. Sie lesen natürlich nicht alle Märchen an einem Tag vor, sondern jedes für sich, und dabei lassen Sie Ihrem Kind die Zeit, um sich in seiner Phantasie eine Zauberwelt ausmalen zu können. Eine bunte farbenprächtige Welt, in der Abenteuer und Aufgaben entstehen, in der diese Abenteuer spielend erlebt werden und die Aufgaben

und Hindernisse ohne Verkrampfung, dafür spielend leicht genommen werden. Spannung und Lösung – das Urprinzip des Lebens wird in diesen Märchen sichtbar. Es zu erleben, befreit und schließt die in jedem Wesen ruhenden positiven Kräfte auf. Sie werden bei Ihrem Kind schnell merken, wie es mitgeht, wo es verweilt, wo es besonders intensiv miterlebt. Spielen Sie dann das Märchen mehrmals durch, wandeln Sie es ab, passen Sie es der Vorstellung, der Phantasie Ihres Kindes an. Wenn Sie die anschließenden Protokolle lesen, werden Sie noch besser verstehen, daß ich Ihnen hier nur Beispiele geben kann – das für Ihr Kind passende Bild werden Sie erst in Zusammenarbeit mit Ihrem Kind finden.
Formeln des Autogenen Trainings sind in diesen Märchen verpackt. Sie sind der unterschwellige Wirkstoff, sie werden von der Situation des Märchens in die Realität des Alltags übernommen. Wenn Sie selbst noch nicht das Autogene Training beherrschen, aber gerne mehr darüber wissen möchten, so lesen Sie eines der hierzu erschienenen Bücher. Wenden Sie jedoch bei Ihrem 7- bis 12jährigen Kind nicht mehr von den Formeln an, als wie sie auch in diesem Buch beschrieben sind. Zum Schluß eines jeden Märchens lassen Sie Ihrem Kind noch etwas Ruhe zum Abklingen und Nachwirken und lassen es sich dann recken und strecken. Dies ist dem Erwachen, dem Zurücknehmen im Autogenen Training für Erwachsene, gleichzusetzen.

Geschichten, im Augenblick aus der Phantasie erfunden und gestaltet, bieten also – und dies in individueller Form – Hilfen für die Bewältigung des kindlichen Lebens im Alltag an.
Die hier vorliegenden Märchen sollen zum selbständigen Üben, also zum kindgerechten Autogenen Training füh-

ren. Eltern können »ihre« eigenen Märchen erfinden. Wichtig ist dabei, daß das Kind von der Spannung des Tages über die Spannung der Geschichte zu Ruhe und Entspannung geführt wird.

3. Teil

Protokolle und Kommentare

8 Kinder in einer Gruppe wachsen durch das gemeinsame Erleben von Märchen, deren Thema sie sich oft wünschen und die spontan entstehen, zusammen. Auch in den Spontanspielen entwickeln sie Fähigkeiten, sie übertreffen sich manchmal in ihren Einfällen. Nach einem halben Jahr haben sich alle Kinder »frei« gespielt – Eltern und Lehrer beobachten die stetig zunehmende Sicherheit der Kinder. Sie können dies mit Ihrem Kind oder Ihren Kindern ebenfalls nachvollziehen.

Die nachfolgenden Protokolle sollen Ihnen einen weiteren Einblick in diese Arbeit vermitteln und Ihnen zeigen, wie sich die Märchen umgestalten lassen und wie meine Erfahrungen hinsichtlich der Wirkungen dieser Methode waren. Zum Beispiel: 8 Kinder gehen mit dem Zauberschiff auf die Reise.

Sie liegen auf dem Rücken, haben die Augen geschlossen, summen und singen mit der Silbe OM OM OM OM das Zauberschiff, das babebi, herbei. Sie sind vollkommen ruhig, gelöst, entspannt.

Das Schiff gleitet ruhig über einen silbrig schimmernden See, leise plätschern die Wellen an den Schiffsboden. Das Schiff wiegt auf und ab, im schwingenden Rhythmus atmen sie aus und ein, hin und her – vollkommen ruhig, gelöst, entspannt. Die Sonne scheint, es ist warm. Ruhig, schwer, warm, entspannt, gelöst.

Und nun landet das Schiff am Strand einer Insel, der Wunschinsel, auf der ein Traumbaum steht. Sie schweben ans Land, geradewegs auf den Baum zu, den Traum- und Wunschbaum. Sie hören den Baum singen und klingen. Es ist ein Baum besonderer Art, was sie sich denken, was sie sich wünschen, kommt ihnen entgegen.
Durch diese Märchen werden Sie mit Ihrem Kind einen neuen Kontakt bekommen. Versuchen Sie nicht, es bei diesem »Spiel« in eine von Ihnen gewünschte Richtung zu drängen. Lassen Sie die Phantasie Ihres Kindes sich frei entfalten. Die nachfolgenden Protokolle geben Ihnen weitere Anregungen. Was wünscht sich Ihr Kind am meisten? Führen Sie es mit dem Zauberfahrzeug dorthin, und bauen Sie in die Geschichte die Inseln der Ruhe und Entspannung ein. Helfen Sie Ihrem Kind, aus der Enge, der Angst herauszukommen.

Werner

Werner, 9 Jahre alt, kam zum Autogenen Training, weil er Sprachhemmungen hatte. Er brachte kein Wort ordentlich heraus. Immer wieder geriet er in eine Art Panik, hervorgerufen durch Atemnot. Die Ursache davon war Angst: Er hatte einfach Angst zu sprechen. Er traute sich nichts zu. Das sollte er mit dem AT abstellen. Zunächst kam Werner in die Kindergruppe, in der ich mit Märchen arbeite. Nach einem intensiven Vorgespräch mit der Mutter und Werner selbst machte er in dieser Gruppe Bewegungs- und Spontanspiele, Atem- und Entspannungsübungen mit. In dieser Gruppe wurde sehr viel gesungen. Und Singen ist eine der besten Atem- und auch Sprechübungen. Ich erklärte den Kindern, daß sie die Liedtexte in der richtigen Ausatmung des Spannungsbogens unterbrachten. Er lernte, an der richtigen Stelle aus- und wieder einzuatmen. Und das ist bekanntlich besonders wichtig, wenn man sicher und frei sprechen will. Werner und die anderen Kinder begriffen das sehr gut, und so konnte ich eine Sprach- und Sprechbildung über das Singen anlegen. In den folgenden erlebten Phantasiegeschichten begegnete Werner dem gesunden Körper und den einzelnen Störungen in Gestalt von sprechenden Wesen, die ihm auch die Atmung erklärten. Er machte die Reise durch den Atemberg, er kannte die Funktion der Bronchien, der Lungen. Er sah das An- und Abbrausen der Wellen, erlebte das Wogen des Kornfeldes und die im Sturm hin- und herschwingenden Baumgipfel. In den zur Behandlung gehörenden Märchen erfuhr er immer wieder die aus der »Ruhetönung« kommende Schwingung. Er erlebte mit dem Zauberflugzeug viele Geschichten, die ihm Freude machten, woraus nachfolgend sich Selbstvertrauen und Sicherheit immer mehr entwickelten. Schon nach 8 Wochen war Werner sprachlich sicherer geworden. Seine Sprechhemmungen überwand er mit der richtigen Ausatmung, seine Formulierung entwickelte er aus der konzentrativen Ruhe. Die weiterführenden Übungen im AT ließen ihn seine Sprachhemmung überwinden. Werner erhielt mit fortführendem Training seinen Vorsatz: »Ich spreche klar und deutlich, Ich bin gesund.« Nach einem Jahr Teilnahme am AT konnte ich Werner gesund und sprachfähig entlassen. Er hatte Mut und Selbstvertrauen gewonnen und stand nun über der Situation.

Karin

Karin ist in der Schule unaufmerksam. »Sie ist unkonzentriert«, sagen Lehrer und Eltern, »außerdem so verspielt.« Der Klassenlehrer hat herausgefunden, daß Karin nur in den ersten 2 Stunden aufpassen kann; dann wird sie

müde. Zu Hause schafft sie es nicht, ihre Schularbeiten hintereinander zu erledigen, auch wenn sie nur eine Stunde Zeit in Anspruch nehmen. Sie steht viele Male auf, sie ißt und trinkt zwischendurch. Und wenn die Mutter nicht aufpaßt, liest sie zwischendurch in ihren Büchern. Karin ist 12 Jahre alt und möchte gerne Tierärztin werden, weiß aber noch nicht, daß man in der Schule arbeiten und lernen muß. Nach ihrer Meinung befragt, ob sie gerne in die Schule geht, antwortet sie: »Halb und halb!« Fächer, die ihr Freude machen, sind Malen, Zeichnen, Gymnastik und Deutsch – das interessiert sie. Alles andere ist langweilig, wie z. B. Mathematik und Sprachen. Dazu hat Karin keine Lust. So kommt es, daß sie – in der Grundschule eine gute Schülerin – sich immer mehr verschlechtert und leistungsmäßig zum unteren Drittel der Klasse gehört. Zu Hause hat Karin auch Schwierigkeiten. Sie hat einen jüngeren und einen älteren Bruder und wird von beiden geärgert. Sie kann sich nicht durchsetzen. Der älteste Bruder kommandiert Karin, der jüngste ist noch so klein, daß sie ihm immer helfen soll, und zwar in allen Dingen. Sie muß immer zurücktreten, sich selbst hintanstellen – das kommt deutlich bei mehreren Gesprächen heraus.
Organisch ist Karin gesund. Bei der ärztlichen Untersuchung stellt sich nichts Ernsthaftes heraus.
Karin leidet für den flüchtigen Betrachter keineswegs unter ihren schlechten Leistungen. Sie meint, das würde sich schon regeln, wenn sie in die nächste Klasse kommt, ist aber beim Zwischenzeugnis über die schlechten Noten (dreimal eine Fünf) schockiert. Und von diesem Zeitpunkt an versagt sie immer mehr, denn sie hat das Zutrauen zu sich selbst verloren.
Der Lehrer: »Na, Karin, wenn das so weitergeht, wird das mit dir nichts mehr werden!«
Die Eltern: »Das ist ja schrecklich, du tust ja auch nichts!«

Die Brüder: »Wir sind in unserer Schule besser dran. Wir bleiben nicht sitzen!«
Karin: »Nun weiß ich nicht mehr, was ich tun soll. Ich habe vor jeder Arbeit Herzklopfen. Ich habe Angst, daß ich sie wieder verhaue. Und vor lauter Angst fällt mir nichts mehr ein.«
Alle zerstören das letzte Selbstvertrauen – keiner hilft Karin, sich aufzurichten und sich damit selbst zu finden. So bewegt sie sich in einem Teufelskreis: schläft schlecht, schreit nachts im Schlaf, flüchtet sich morgens schon in Kopf- und Magenschmerzen, hat keine Lust, in die Schule zu gehen, und ist entsprechend unglücklich.
In diesem Zustand wird mir Karin zum AT für Kinder gebracht. »Vielleicht ist das für Karin eine Hilfe«, meint die Mutter, die ihrerseits spürt, daß bei ihrer Tochter alles falsch läuft, aber nicht weiß, wie sie helfen kann, denn mit allen guten Vorsätzen kam sie nicht zurecht.
Karin hatte zunächst Angst, die sich schnell löste. Sie war ganz erstaunt, daß wir uns so gut unterhalten konnten, und nach und nach lud sie ihre Sorgen bei mir ab. Dabei kam dann auch alles zur Sprache – das mangelnde Selbstvertrauen und im Gefolge die Angst hatten Karins Konzentrationsvermögen geschwächt, vor allem die Lust am Lernen. Das AT ist für Kinder in diesem Alter und solchen Entwicklungskrisen eine Hilfe für den Durchbruch der Persönlichkeit. War Karin erst unsicher, ablehnend und mißtrauisch dem AT gegenüber, so änderte sich dies in der Praxis sofort. Das Gruppenerlebnis des fröhlichen Lernens, das den Kindern dabei gar nicht bewußt wird, fördert Leistungskraft, Mut und Selbstvertrauen. Besonders angesprochen wurde Karin von den Märchen, die als Hinführung zum AT ein Erlebnis sind.
Karin und die anderen Kinder – in ihrer Phantasie angeregt – besteigen das Zauberschiff, das babebi. Dieses Schiff

soll auf eine große Entdeckungsreise gehen. Es kann genauso unter Wasser wie über Wasser fahren, also ein Tauchboot sein. Alle 8 Kinder dieser Gruppe waren bereits einmal an der Nord- oder Ostsee oder dem Mittelmeer oder einem großen Binnensee gewesen. Alle Kinder wußten daher etwas von der Weite, von der Tiefe des Wassers und von den Reisen, die man auf dem Wasser machen kann. Daher waren sie begierig, sich vorzustellen, wie es unter Wasser aussah, zumal das Zauberschiff, das babebi, überall durchsichtig war und man in eine fremde, andere und schöne Welt vordringen konnte.
Und das stellten sich die Kinder vor: grünes, sonnendurchflutetes Wasser, bunt schillernde Fische, auf dem Meeresgrund schönen hellen Sand, in dem man gerade noch die Krebse und Hummer erkennen konnte. Und immer wieder schwammen dicke große Fische am Boot vorbei. Selbst der Hai wurde freundlich begrüßt. Die seltsamsten Pflanzen, Algen und Schlingpflanzen waren oft zu einem Wasserwald zusammengewachsen. Quallen in allen Farben bewegten sich wie schwimmende Inseln. Soweit war die Phantasie noch real an die Wirklichkeit gekoppelt, aber dann ging es weiter:
Meermädchen mit goldenen Haaren und Fischschwänzen – die Töchter des Poseidon – sangen seltsame Wasserlieder.
Das Boot schaukelte leicht im Wasser hin und her. Es schwebte und sank immer tiefer dem Meeresgrund entgegen. Die Kinder waren müde. Sie legten sich hin, vollkommen ruhig, gelöst, entspannt und schliefen ein. Karin bekam die Rolle des Wachpostens. Während alle anderen schliefen, beobachtete sie das Meer und seine Bewohner. Sie staunte über die Kinder ihrer Gruppe, von denen einige sofort ruhig, gelöst, entspannt einschliefen. Karin berichtet über ihre »Erlebnisse«.

»Es kommen Fische in Schwärmen auf mich zu. Sie gleiten ganz ruhig durch das sonnendurchflutete, grün-schimmernde Wasser. Sie werden begleitet von dicken Schollen, den Kinderfrauen der Fische. Vor meinen erstaunten Augen sehe ich plötzlich ein Meeresschloß. Die Fische schwimmen durch offene Tore und Fenster und ruhen sich im Gemäuer aus. Aus der Halle dieses Schlosses tönt der Klang eines Meeresorchesters herüber. Poseidon, der Meeresgott, feiert wieder einmal ein Fest. Auf- und abschwellende Baßgeigentöne wechseln mit hellem Klirren der Hummerscheren, wozu die Meereslibellen einen Tanz aufführen.«

Karin staunte über das Wunder der Phantasie. Sie stellt sich vor, auf dem Grund des Meeres dabei zu sein, völlig ruhig, gelöst, entspannt schläft auch sie ein. So ist es eine Weile still, bis das Aufwachen angezeigt ist. Die Kinder recken und strecken sich, und in der Fortsetzung geht die Reise weiter zur Märcheninsel mitten im Stillen Ozean.

Alle bereiten sich auf diesen Besuch vor, jeder sagt, was er sich wünscht. Jeder sollte der »Inselfrau« freundlich begegnen. Und es dauert nicht lange, da ist das Zauberschiff – das babebi – am Strande einer wunderschönen Insel gelandet. Sie ist eingesäumt von lauter Palmen, den schönen fächerartigen Kokos-Palmen.

In der Mitte der Insel in einem Palmenhain lebte die Inselfrau mit ihren Inselmädchen – neugierig auf die Menschen, die sie 1000 Jahre zuvor einmal gesehen hatte. Alle 1000 Jahre kann ein Mensch diese einsame Insel mitten im Stillen Ozean finden und besuchen. Nur alle 1000 Jahre! Es ist nämlich eine Trauminsel, die sonst gar nicht zu sehen ist. Aber diese 1000 Jahre sind gerade vorbei, so daß das babebi, das Zauberschiff, dort landen kann. Karin als Wachposten berichtet, was sie sieht: »Ich sehe eine schöne Insel. Sie ist rund. Es gibt viele Bäume, viele Palmen auf ihr und grüne Wiesen. Auf der Insel steht ein Schloß aus weißem Marmor. Das leuchtet in der Sonne – da sollten wir hingehen.« Die Kinder steigen aus dem Tauchschiff aus, und ihre silbernen Anzüge leuchten weit hinaus. Die Insel hat ein besonderes Klima, man muß anders denken, anders handeln. Verzaubert vom Sommergold dieser Insel »schweben« die Gedanken. Man kann sie sehen, erkennen, ja, man kann ihnen zusehen. Und mit erwartungsvollen Gedanken schlagen die Kinder den Weg zum Schloß ein. Im Palmenwald ist es still, die Tore sind geschlossen.

Sie lagern sich auf der Inselwiese, vollkommen ruhig, gelöst, entspannt und schlafen ein. Vollkommen ruhig, schwer, warm. Sie vergessen ihr Zuhause, ihre Schularbeiten, damit ihre Sorgen. Sie sind einfach sie selbst. Vorbei sind Herzklopfen und Angst; ganz ruhig atmen die Kinder ein und aus, aus und ein. Und auch als die Inselkönigin erscheint, sind sie mutig, frei und voller Freude. Karin hat im Laufe der nächsten Zeit viele Vorstellungen von dieser Insel, wie sie sein könnte und wie sie sie gern hätte. Immer wieder ist der Inseltraum für sie gleichbedeutend mit der Einstellung auf Ruhe, auf Schlaf, auf Konzentration und auf positive Gedanken für die Aufgaben, die die Schule mit sich bringt.

Karin hat schon bei den ersten Spielen und den folgenden Fortsetzungen, in denen das Autogene Training stufenförmig weiterführend eingesetzt ist, gelernt, abzuschalten und umzuschalten auf das direkte Erlebnis. Das wirkt sich für ihre Leistungen positiv aus.

Die Lehrer: »Karin ist bedeutend ruhiger und konzentrierter geworden.«

Die Eltern: »Karin schläft und arbeitet besser.«

Karin selbst »freut sich auf ihre Märchen- und Erholungs-

stunde«, wie sie sagt, und malt in ihrer Freizeit mit Zeichenblock und Farbe Bilder aus den Vorstellungen der Phantasie. Die Kinder spielen die Besatzung des Tauchschiffes, die Entdecker einer Wunder- und Trauminsel. Sie begegnen der Inselkönigin mit Haltung. Sie schauen dabei in das Meer, sehen traumhaft schöne Fische, Muscheln, Pflanzen und Steine. Es ist ein Meer der Phantasie und Realität, in dem schöpferische Impulse wach werden. Alle Kinder – auch die kleinsten – malen aus ihrer Vorstellung heraus das Wasser, das Zauberschiff, das babebi, den Traumpalast, Fische, die Inselkönigin und Blumen. Bei allen Bildern tritt die vitale, fröhliche Farbe in den Vordergrund. Die Kinder versuchen, ihre Gedanken festzuhalten, sie mit Worten zu schildern.
In den weiter fortführenden Spielen wechseln aktive Gestaltung mit vollkommener Ruhe, mit traumhaften Phasen ab. Haben sie eben noch ein Meeresfest auf dem Meeresgrund im Traumschloß gefeiert, so versinken sie schon im nächsten Moment in der ruhigen Gelöstheit von Schlaf und Traum. Dabei werden die Übungen des Autogenen Trainings über das Schwere- und Wärmeerlebnis, über das Empfinden des Herzens und der Atmung durchgeführt und im Sonnengeflecht vertieft.

Ute

Ute, das mittlere von drei Kindern, war 10 Jahre alt, als sie zum Autogenen Training kam. Sie hatte vom Kleinkindalter an eine Lähmung der linken Hand. Sie hatte meistens die Hand zu einer Faust geballt und den Daumen zwischen den Fingern eingeklemmt. Sprach man sie darauf an, wurde die Verkrampfung um so stärker. Die Fingergelenke erschienen erstarrt, Ute konnte sie nicht lösen.

Ein Jahr lang übte Ute in der Gruppe die Entspannung. Vollkommen ruhig, gelöst, entspannt war sie für die Übung bereit.
Von Mal zu Mal sah man eine Lockerung der Hand, die schon zu Beginn der Übung schwer auf dem Boden aufliegt. Immerhin dauerte es aber fast ein Jahr, bis sie erkannte, daß sie über die Ruhigstellung des Autogenen Trainings ihre Hand gesund machen konnte.
Ute bekam ein Gefühl für die Kraft in ihrer linken Hand. Autogenes Training, Bewegung und erklärende Gespräche gaben ihr Mut, Sicherheit und damit Selbstvertrauen. Nach gut einem Jahr war der Krampfzustand der Hand, die viereinhalb Jahre lang mit verschiedenen Methoden behandelt worden war, gelöst!

Anja

»Unsere Anja ist so unkonzentriert – sie kann alles, wenn sie nur will –, aber meistens ist sie so zappelig, daß sie gar nicht richtig lernen kann. Und schlafen tut das Kind auch schlecht. Oft schreit sie nachts auf. Sie ist vollkommen nervös, und Beruhigungsmittel sind wohl nicht das Richtige«, meinte Frau Peters und kam auf Anraten ihres Kinderarztes, um Anja zum Autogenen Training anzumelden.
Anja war ein zartes, hochaufgeschossenes 10jähriges Mädchen. Sie hatte vor allem Angst – besonders in der Schule. Sie meinte, es sei immer falsch, was sie macht. Sie traute sich selbst nichts zu. So kam es, daß sie immer schlechte Noten in den Arbeiten hatte. Auch sie (im 1. Jahr der Oberschule) sagte:
»Immer wenn der Lehrer mit den Heften zu uns in die Klasse kommt, habe ich dasselbe Gefühl: Ich werde ganz rot, bekomme ein heißes Gesicht, kalte Hände und kalte

Füße, ein komisches Gefühl im Bauch – dann fällt mir nichts mehr ein!«

Das war die Angst, die Anja einengte, mutlos machte. Darum schlief sie schlecht, war aufgeregt und unsicher und konnte sich nicht mehr erholen. Je mehr sie sich aufregte, desto schlimmer wurde ihr Zustand. »Wenn das so weiter geht, bekommt Anja noch ein Magengeschwür«, meinte die Mutter und schilderte, daß Anja sich vor der Schule oft erbrechen muß. Und so suchten alle nach einer Hilfe für Anja – die Eltern, ihr Hausarzt und auch die Lehrer, die es gut mit Anja meinten. Sie hofften, mit dem Autogenen Training einen Weg zu finden.

Es galt nun, Anja Mut und Sicherheit zu vermitteln, dazu mußte sie ihre Kräfte erkennen und einsetzen. Nach zwei einführenden Einzelbehandlungen, in denen ich Anja auf die möglichen Reaktionen testete, wurde sie in die Gruppe (7 Kinder, die ähnliche Beschwerden hatten) eingegliedert. Alle hatten eine merkwürdige Angst vor der Schule und ihren Forderungen.

Nach der Hinführung zu der »Insel der Besinnung und Sammlung« gelang es, mit Ruhe und Konzentration Mut und Sicherheit zu gewinnen.

Erlebnisreich und überzeugend war das Tauchen auf den Grund eines Sees, den wir in einen schönen Garten verwandelten. Störende Steine, Meeresgestrüpp wurden entfernt; bunte Fische sahen uns bei der Arbeit zu. Algen schwebten im Wasser und tanzten mit Schlinggewächsen, schwebend, sich hebend, sinkend, nach allen Seiten hüpfend, und zum Schluß schwebten wir mit einem gläsernen Schiff über den Grund des Sees. Die Welt war weit weg, und es war ganz still. Wir stiegen mit einer neu gefundenen Kraft wieder auf. Beeindruckt von diesen Geschichten, suchte und fand Anja in der Tiefe der Versenkung ihre eigene Kraft – nämlich, in allen Situationen mutig zu sein. Langsam, aber stetig schwand die Angst dahin. Anja behauptete ihre Stellung in der Klasse, wurde sicher im Auftreten. Von den Magenbeschwerden war keine Rede mehr. Die Magenschleimhautentzündung (Gastritis) wurde verhütet.

Martin

Martin, 12 Jahre alt, hatte oft Kopfschmerzen. »Wir wissen nicht, was wir noch tun sollen«, sagten die Eltern. »Er wurde schon viele Male untersucht, aber man konnte keine Ursachen finden. Es ist eine vegetative Labilität, vielleicht hilft das Autogene Training, meint unser Hausarzt. Wir wären so froh, wenn er nicht immer so viele Kopfschmerztabletten nehmen müßte.«
Und das Autogene Training half, es war ein durchschlagender Erfolg.
Martin kam zuerst allein in meine Behandlung. Die Gespräche unter uns – ohne Zeitdruck – brachten ein Vertrauensverhältnis, durch das eine Erklärung seiner Kopfschmerzen möglich war. Martin, der Sohn eines in seiner Heimatstadt bekannten Vaters, stand innerlich unter Leistungsdruck. Man erwartete von ihm einfach, daß er ein guter Schüler sei, möglichst der Klassenbeste. Er aber konnte diese Forderung nicht erfüllen und lebte ständig in Angst. Angst und Unsicherheit aber, die er nie nach außen zeigte, suchten ein Ventil. Das waren die Kopfschmerzen, die fast unerträglich waren, aber für Martin auch eine Art Ausweg darstellten. Nun hatte er in mir einen Menschen gefunden, dem er alles anvertrauen konnte, erst zögernd, dann aber wurde er innerlich frei.
Ich erklärte ihm das Autogene Training aus der Sicht seiner schulischen Situation, er verstand und akzeptierte es. Schon nach 2 Wochen kamen die Kopfschmerzen selte-

ner – die Intervalle vergrößerten sich. Nach 6 Wochen waren sie verschwunden. Martin löste sich dann auch schon nach einem halben Jahr aus der Gruppe, führte das Autogene Training – noch gelegentlich von mir überwacht – selbständig durch.
Bei diesem Jungen wurde mir besonders klar, wie wichtig die Vorarbeit, das Gespräch mit dem kleinen Patienten und den Eltern ist, auch daß es nicht möglich ist, das Autogene Training für Kinder in eine einheitliche Form zu pressen. Jedes Kind ist und reagiert anders. Das gilt auch für die Form der Märchen:

Besuch auf dem Fußballplatz

Ihr legt euch in das Zauberflugzeug – das babebibobu. Ihr seid ruhig, gelöst, entspannt. Das Flugzeug hat dieses Mal 7 Plätze. Eine Stimme ertönt: »Start zum Fußballplatz der Welt!« Er soll in Holland liegen. Dort findet ein internationales Spiel statt, alle sind darauf gespannt. Das Zauberflugzeug fliegt über den Wolken, ganz schnell, aber ganz leise. Das Summen des Motors wiegt Euch in den Schlaf: OM OM. Plötzlich durchstößt es die Wolkendecke, und man sieht eine riesige Ansammlung von Menschen in einem Stadion. Das babebibobu umkreist den Fußballplatz. Immer mehr Menschen drängen hinein, um das Fußballspiel zu sehen. »Wo werden wir Platz bekommen?« ist unsere Frage. Und schon wird sie beantwortet. Der unsichtbare Kapitän des Zauberfahrzeuges sendet verschiedene Strahlen aus, und schon entsteht ein nicht erkennbarer Strahlensockel mitten im Fußballplatz. Dieser Sockel – so weit vom Boden entfernt, daß niemand dagegen laufen kann – trägt unser Flugzeug, das sich in einen durchsichtigen Turm verwandelt hat. Wir alle haben einen wunderbaren Aussichtsplatz und können das Spielfeld übersehen.

Außerdem dreht sich der Turm, und zwar im richtigen Augenblick zur richtigen Stelle. Wir haben also den besten Platz, den man nur haben kann. Waren wir vorher noch müde, sind wir jetzt ganz frisch und aufnahmefähig für das Spiel. Wir sehen den Ball fliegen, wir leben mit. Wir halten den Daumen für unsere Partei, am liebsten würden wir mithelfen und den Ball in das Tor spielen. Aber das geht leider nicht. Wir schauen zu, und das Spiel wird immer spannender, immer besser. In der Halbzeit erfrischen wir uns. In dem Turm gibt es zu essen und zu trinken, was wir nur wünschen. Wir beobachten von oben die vielen Leute und hören sogar ihre Kritik. Manche haben etwas auszusetzen, viele sprechen Vermutungen aus, wer wohl gewinnt. Und immer hören wir das Wort »hoffentlich«. Wir sind vergnügt und sprechen darüber, daß wir ein solches Fußballspiel, das so viele Menschen interessiert, einmal von nahem sehen können. Und dann geht's weiter. Auch die zweite Hälfte des Spiels hat Höhepunkte, die wir mit Spannung erleben. 3:2, 4:2, 5:3 – dabei bleibt es, unser Lieblingsteam hat gewonnen! Riesenapplaus, riesige Freude, das Fußballspiel ist zu Ende, und die Menschenmassen strömen aus dem Stadion. Eine unübersehbare Zahl von Autos reiht sich ein. Da lacht unser Zauberflugzeug plötzlich ganz laut, und wir hören, daß es zum Auto werden will. Kaum gesagt, zieht schon das Zauberauto seine Kotflügel aus und ein. Das ist genauso, als ob es lacht, und reiht sich in die Autoschlange ein. Lautes Gehupe, Geschimpfe, und überhaupt, was ist das für ein Auto, schreien die Leute. Bunt, viel zu lang, in der Form wie ein Lindwurm, das darf doch nicht wahr sein! Wir halten den ganzen Verkehr auf, alles steht und staunt, nichts geht weiter. Da hören wir auch schon von ferne die Polizeisirene und hören durch den Lautsprecher eine Stimme: »Das Auto mit der Nr. 007 aus der Reihe fahren!«

Immer näher kommt das Polizeiauto. Da schüttelt sich unser Auto noch einmal vor Lachen, der Motor läuft an: OM OM und steigt nun über alle Autos hinweg in die Luft. Es schwebt einfach davon. Die Gesichter hättet Ihr sehen sollen von den Leuten, die das miterlebten! Unser Auto war wieder das Zauberflugzeug, und wir begaben uns auf den Rückflug.
Wir liegen gelöst, entspannt, jeder an seinem Platz und denken noch einmal an das Spiel. Plötzlich fliegt uns etwas in die Hand. Kommt es vom Flugzeug oder vom unsichtbaren Kapitän? Jedenfalls hat jeder einen Fußball in der Hand, nicht groß, aber schön zum Ansehen. Und beim näheren Hinschauen ist das doch wirklich ein Fußball aus Marzipan. Diesen nehmen wir mit nach Hause – eine sichtbare Erinnerung.
Ruhig, gelöst, entspannt steuert ihr eure Ziele zu Hause an. Ihr erwacht in eurem Bett, und in der Traumreise wart ihr auf einem großen internationalen Fußballplatz.

Jutta, Anke, Philip …

Jutta ist ein kontaktarmes Kind. Die Klassenlehrerin und auch die anderen Fachlehrer wissen nie, ob sie den Unterrichtsstoff verstanden hat und wiedergeben kann. Sie ist bescheiden, ja schüchtern, und drückt ihre Sehnsucht in Malerei aus. Jedoch sind auf ihren Bildern keine Menschen – höchstens sie selbst als Reiterin einmal angedeutet. Ihr allergrößter Wunsch: einmal ein Pferd zu haben. Der Grund ihrer Schulschwierigkeiten ist nicht ohne weiteres ersichtlich. Er konnte weder bei der psychologischen Beratungsstelle noch in der Psychotherapie erkannt werden.
Sie entdeckt in der Geschichte, die zum Autogenen Training führt, ihr Zauberpferd. Es hat ein buntes leuchtendes

Fell und große Flügel. Es fliegt dahin durch die blauschwarze Nacht – dorthin, wo sie es hindenkt. Sie läßt sich auf einer Traumwiese nieder. Dort wehen im Wind Gräser und Blumen, die Blüten neigen sich und richten sich wieder auf. Schließlich wird aus einer Blüte, der goldgelben Butterblume, eine Insel, auf der sie mit ihrem Pferd in den Schlaf versinkt. Vollkommen ruhig. Jutta findet in der Vorstellung der Ruhe, zusammen mit der Freude über das Pferd (ihr Wunschdenken), ihre eigene Kraft, und damit ist sie auf dem Weg zur Entwicklung ihrer Persönlichkeit.

Philip springt aus dem Traumbaum seinen Ferienponys entgegen. Eins nimmt ihn sofort auf seinen Rücken, und beide traben dem Bauernhof entgegen. Er ist sehr glücklich und wünscht sich wieder Ferien auf seinem Bauernhof.
Philip ist sehr tierlieb, darf aber keinen Hund und auch keine Katze zu Hause haben. Er ist das einzige Kind und irgendwie lustlos. Er lernt sporadisch, wenn es ihn interessiert. Er kann aus der Enge seiner Etagenwohnung nicht heraus und leidet unter dem »Gängeln« seiner Eltern, einer Tante und der in der Familie lebenden Großmutter. Bei ihm spürt man das Drängen nach eigenständigem Leben, nach Selbstbestätigung – ähnlich wie bei Jutta, nur aus einer anderen Sicht.

Anke, erst 7 Jahre alt, verspielt, völlig unkonzentriert, wirkte wie ein Kleinkind. Sie empfängt aus dem Traumbaum ihren großen dicken »Ball«. Jetzt kann sie mit ihm spielen, immer wieder kehrt er zu ihr zurück. Anke, die sich nur hinter dem Rücken ihrer Mutter versteckte, beginnt zum erstenmal, selbständig zu werden. Sie fängt den Ball (das Autogene Training) auf und lernt damit umzugehen, d. h. die in Anke unbewußt angelegte Problematik beginnt, sich zu lösen. Sie öffnet sich dem Leben gegenüber und tritt aus sich selbst heraus.

Florian spielt mit seiner Traumeisenbahn. Und das, was er denkt, setzt er sofort um: Die Lokomotiven werden von seinen Gedanken gelenkt, und alles klappt – bis er sich selbst in einen Wagen wünscht. Er hört noch das typische Geräusch des schnellfahrenden Zuges und fährt in den Schlaf davon.
Florian fühlt sich von Geboten und Verboten eingeengt. Er ist sehr autoritär erzogen, der Vater ist der »Boß« der Familie (wie Florian ihn nennt). Es gibt keine andere Meinung, keine Widerworte, kein eigenes Urteil. So wünscht er sich immer wieder wegzufahren – wie in der jährlich wiederkehrenden Ferienreise zu seinen Großeltern aufs Land.
Florian spricht immer davon, ganz alleine in die Welt zu fahren. Er möchte allein sein. Er fühlt sich stark genug. Die bei ihm von der Mutter beklagte Aggressivität wird durch das Autogene Training – bzw. durch die einleitende und nachklingende Geschichte – gelöst und in normale Bahnen gelenkt.

Ralph wünscht sich ein Auto mit Führerschein. Es ist ein »Zauberporsche«, der keine Hindernisse kennt, nie etwas zerstört, niemanden überfährt. Alles weicht von selbst zurück, und Ralph ist ein guter Fahrer. »Ich kann fahren, ich fahre mein Auto«, das ist seine Freude, und damit ist er mutig.
Ralph stellt immer etwas an, ist unruhig, schreit oft, stellt den Mitschülern »Beinchen«, freut sich, wenn er jemanden ärgern kann, ist laut und unruhig – aber nicht bösartig. Im Gegenteil, wenn man ihn richtig anspricht, geht

alles sehr gut. Er leidet darunter, nicht für voll genommen zu werden. Er ist klüger, als die Eltern und Lehrer wissen, spielt aber den dummen Kasper. Aufgaben für die Schule erledigt er selten vollständig, bleibt aber doch bei »ausreichend«. Das wird in dem Augenblick anders, in dem er sich selbst und die Kraft seiner Fähigkeiten entdeckt. Die Mathematik ist plötzlich sein Porsche, und mit dem neuen Lehrer versteht er sich. Und er selbst ist gelöst, frei und mutig.
Seine versteckte Eigeninitiative wird angesprochen, und wenn er – das zeigt die Vorstellung des Porsche – fasziniert ist, kann er mit Freude lernen, vergißt seine Albernheiten und entfaltet überraschend die Fähigkeiten seiner Person.

Marion wünscht sich, ihre Mathematikarbeiten zu lösen. In der Vorstellung schreibt jemand an die Tafel Zahlen und Formeln, und dann werden die Aufgaben – sonst so schwierig – im Augenblick gelöst.
Marion empfängt von dem Traumbaum auf der Wunschinsel den Schlüssel zur Lösung ihrer Schwierigkeiten in Mathematik.

Isabell: Sie hat aufgehört zu zittern – das Schultor tut sich vor ihr auf, und sie geht sicher in die Schule, in ihre Klasse und zeigt z. B., was sie gemalt hat: einen Blumenstrauß, der fröhlich macht – das blaue Vergißmeinnicht, die Anemone, die Butterblume, den Klee mit Gräsern bindet sie zu einem Strauß für die Lehrerin, die sie lobt.
Isabell, die bisher sehr verschlossen und phantasielos war, blüht auf, hat jetzt Einfälle und teilt sie auch mit. Sie liebt Farben und Blumen. Sie baut sich die Brücke aus dem Innenleben, das durch das AT erschlossen ist, in die Realität des Alltags und gewinnt damit Lebensfreude. In

der Vorstellung bricht die von Natur aus angelegte Fröhlichkeit mit Mut zum Leben auf.

Peter aber kann seinem Vater endlich das Traumhaus schenken, das sich von selbst in der Vorstellung in Sekundenschnelle aufbaut.
Peter, das älteste von 7 Kindern, leidet unter der Enge zu Hause und den nicht erfüllten Wünschen seiner Eltern. Er sieht den Vater von morgens bis abends arbeiten, ohne daß er sich den Wunsch nach einem eigenen Heim erfüllen kann. Daher »denkt er ein Haus«, er wünscht es sich, um dem Vater – der ganzen Familie eine Freude zu machen.
Und dieses Zielwunschdenken löst ihn aus seiner Umklammerung. Er konzentriert sich aufs Lernen. Unruhe, Unlust schwinden, Lebensfreude kommt auf und Vertrauen darauf, sein Ziel zu erreichen.

Vollkommen ruhig, gelöst, entspannt erfüllt sich ein »Tagtraum«. Bei ruhiger Atmung entsteht das Gefühl der vollkommenen Ruhe und Geborgenheit, aus der die Lösungen der Konflikte, der Probleme erwachsen. Der Zugang aber ergibt sich durch die optimale Abstandsgewinnung in der Ruhe, durch die Bereitschaft zum positiven Denken und führt unbewußt zur Lösung – dem Ja-Sagen zum Tag.
Und nach dem Wunsch-Traumerlebnis, nach weiterer Vergrößerung des Abstandes, befinden sich die Kinder in einer vollkommenen friedvollen Ruhephase, aus der sie frohgestimmt an ihre Aufgaben herangehen.

Statistischer Anhang und Zusammenfassung

Seit 1950 wende ich auch bei Kindern das Autogene Training in meiner Praxis an.
Eine Auswertung der Jahre 1970 – 1975 ergab bei 500 Kindern folgendes Bild:

150 Kinder nahmen einzeln – 350 Kinder in Gruppen – am Autogenen Training teil, und zwar:

1. 70 % aus der Sicht der *Gesundheitsvorsorge,* davon – 14 % zur Gesunderhaltung (ohne Beschwerden) – 56 % wegen Konzentrations- und *Leistungsschwäche* davon – 30 % wegen allgemeiner Nervosität mit Organstörungen – davon 10 % Schlafstörungen — 16 % wegen übersteuerter Aggressivität – 10 % wegen Kontaktarmut.
2. 30 % Neurosen, davon – 3 % Enuresis – Bettnässer – 6 % Asthma bronchiale – 2 % Nägelkauen – 8 % Nabelkoliken – 4 % Gastritis und Colitis Ulcerosa – nervöse Magen- und Darmerkrankungen – 7 % Sprach- und Sprechhemmungen.

Von den Kindern, die wegen Konzentrations- und Leistungsschwäche am Autogenen Training teilnahmen, erfuhren 75 % eine Hilfe, während der Erfolg bei Neurosen bei 60 % lag.
Eine solche Statistik enthält jedoch, auch wenn sie mit exakten Zahlen operiert, manche Ungenauigkeit. In der Medizin versucht man, zwischen Heilung und Besserung zu

unterscheiden. Wenn ein Kind, das früher unter seinem Stottern stark gelitten hat, immer noch stottert, jedoch weniger als vorher, und immerhin soviel Selbstvertrauen gewonnen hat, um sich überhaupt ausdrücken zu wollen, und nicht mehr vor Angst stumm bleibt: Ist das eine Hilfe oder ist das ein Erfolg? Wo ist die Grenze?
Bei allen Kindern ist es das nächstliegende erste Ziel, ihr Selbstvertrauen zu stärken. Randaktivitäten wie Malen, Zeichnen, Spiele und Märchen sind Wege zum Autogenen Training, nicht Autogenes Training selbst, doch kann man wohl behaupten, daß diese Wege jedem Kind in irgendeiner Weise nutzen. Phantasie und Aktivität mobilisieren Selbstheilungskräfte, auch wenn man nicht immer genau bestimmen kann, an welcher Stelle diese wirksam werden. In den meisten Gruppen kommen noch Gemeinschaftserlebnisse dazu, die eine ausgesprochen freundliche, zuwendungsreiche Familienatmosphäre entstehen lassen. Kinder, die auf diese Weise das Autogene Training erlernen, besitzen eine Hilfe in täglichen Lebenssituationen. Manchmal wird diese Hilfe nur psychischer Art sein, sei es, daß sich ein Schock, ein Verlust leichter überwinden läßt, sei es, daß gesteigerte Lebensfreude und Wachheit die Erfolge wahrscheinlicher macht.
Aber auch körperlich – physisch – dienen die Wirkungen des Autogenen Trainings der Gesundheitsvorsorge. Schlaftabletten, suchtgefährdende Anregungsmittel, Abführmittel, darauf kann fast immer getrost verzichten, wer Autogenes Training anwendet.
Und schließlich bedeutet der Einstieg in das Autogene Training über die Märchen teilweise eine Vorwegnahme von Möglichkeiten, wie sie die Oberstufe des Autogenen Trainings bietet.
Kaum jemand, der so weit vorgedrungen ist, wird sich damit bescheiden, seine Leistungsfähigkeit und Fitneß zu

steigern. Jeder Mensch kann sich künstlerisch ausdrücken, nur brauchen die meisten von uns eine Hilfe, um sich der eigenen Möglichkeiten bewußt zu werden.
Angstfrei in sich selbst suchend, bewirkt die Aufforderung »Erkenne dich selbst« für viele Menschen eine neue und doch seltsam vertraute Sicht ihres Lebens und ihrer Ziele – und daraus folgend ein liebevolles Umgehen mit Mitmenschen.

Econ & List

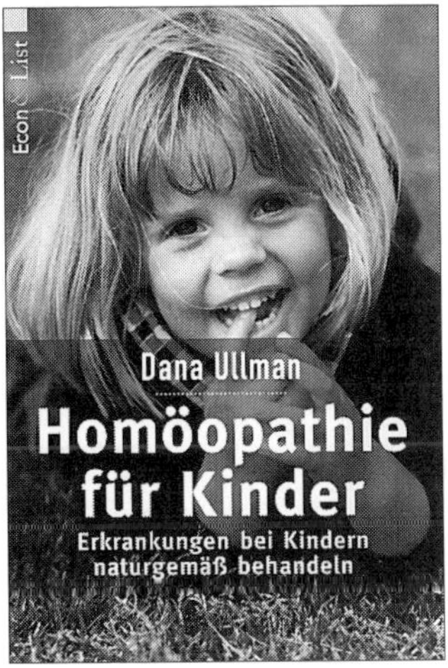

Dana Ullman

Homöopathie für Kinder

Erkrankungen bei Kindern naturgemäß behandeln

336 Seiten

TB 20610-9

Dieses unentbehrliche Handbuch informiert über alles, was Eltern wissen müssen, um die Erkrankungen ihrer Kinder wirksam, schonend und ohne Nebenwirkungen zu behandeln. Es bietet eine Einführung in die Grundlagen der Homöopathie, eine Anleitung zum richtigen Gebrauch der verschiedenen Präparate, eine Liste von homöopathischen Mitteln für alle Arten von körperlichen und emotionalen Störungen sowie Empfehlungen für die homöopathische Hausapotheke.